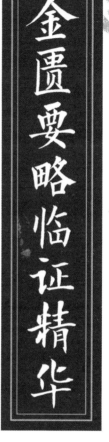

金匮要略临证精华

中医四大经典与临床实践丛书

喻 嵘　苏联军 ／ 编著

周德生
李彩云
总主编

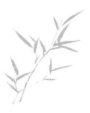

U0213562

山西出版专集团 · 山西科学技术出版社

序

　　世俗多尊古，传授必有本。学术界把具有一定法则，经久不衰的千古名篇，必须学习的有原创性、代表性、典范性、权威性的重要著作称之为"经"；可以当作依据的书籍、高雅的文辞、标准的法则称之为"典"；经典就是经过历史选择出来的最有价值的书。医药为用，性命所系。中医经典即中医药文化中最优秀、最精华、最有价值的典范性著作。中医经典是经过时间淘漉和历史沉淀的中医药文化精品。

　　中医药的学术传统相当久远，产生了许多经典著作。"中医四大经典"是中医药史上有里程碑意义的四部经典巨著，是中医药学的符号象征，甚至被推崇为医门传授心法，对古代乃至现代中医药学有着巨大的指导作用与研究价值。一般将《黄帝内经》《难经》《伤寒杂病论》《神农本草经》看作"中医四大经典"，也有把《黄帝内经》《伤寒论》《金匮要略》《温病条辨》当作"中医四大经典"。我们采用第二种说法。《黄帝内经》是第一部关于生命的百科全书，分为《素问》和《灵枢》，奠基了中医药学的学术体系，并以此渗透、贯穿到中医药学领域的各个方面，用来解释人体生理、病理现象和指导疾病的预防、诊断、治疗等。《伤寒论》运用六经辨证阐述伤寒各阶段的辨脉、审证、论治、立方、用药规律等，理法方药俱全，奠定了辨证论治的基础。《金匮要略》开创了杂病的辨证论治体系，论述每种病证的不同证型和不同阶段的治疗，以及同病异治和异病同治的临床实践。《温病条辨》以三焦辨证为主干，同时参以六经辨证、卫气营血辨证，释明风温、温热、温疫、温毒、暑温、秋燥、冬温、温疟等病证的辨治，完善了外感热病理论。中医经典是现代中医药学之源，不仅提炼出中医基础理论，同样指导着中医临床学科。"中医四大经典"不仅是上医的言语尺度，学术交流的共同依附，也是中医临床的理论底子，构成一种宝贵的经验来源。

《素问·著至教论》提出熟诵、理解、辨析、洞明、践行五步"医道论"，可以作为中医经典学习方法。否则，"诵而未能解，解而未能别，别而未能明，明而未能彰，足以治群僚，不足治侯王"。《伤寒卒病论集》序曰"思求经旨，以演其所知"；《温病条辨》序言"进与病谋，退与心谋"，"究其文，通其义，化而裁之，推而行之"。这些训诫对于经典学习是有所裨益的。张元素云："仲景药为万世法，号群方之祖，治杂病若神。后之医者，宗内经法，学仲景心，可以为师矣！"

读经典得智慧，读经典得力行。阅读经典一方面是要"照着讲"，同时也要"接着讲"（冯友兰）。然而，历代中医经典读物的基本情况是，或者侧重于理论发挥，随文释义，失之高谈空泛无边；或者描述医家验案，证候甚简，乃至遵古重复套语自饰；均不切临床实际应用。我们基于多年的临床教学反馈，课程学习，初读经典，背诵几句而已；临证之后，再读经典，理解体会不同。从阅读经典中得到的领悟，是对临床思维的一种检验，从中感受到一种技精于艺的惊喜。因此，我们依托《黄帝内经》《伤寒论》《金匮要略》《温病条辨》"中医四大经典"临床教授，汰其繁枝，择其菁华，考其原旨，述其实证，编写这部《中医四大经典与临床实践丛书》4个分册。每本经典精选常用、实用、能用的反映其主干内容的原文，全部【原文】基本合成逻辑体系，【释义】中肯、恰当、正确，【临床应用】广泛、有效，有启发示范作用，每个条文【案例】有1～3个医案验证，案例来源多家名医或者期刊。

　　我们编写本丛书，宗旨是选择最少的原文阅读量，获得最全的理论知识，开启最深的临床领悟，掌握最实用的经典菁华。本书适合中医药院校师生、中医及中西医结合临床医师阅读，也适合中医药爱好者及中国传统文化爱好者阅读参考。

周德生　李彩云

前　言

　　《金匮要略》是张仲景《伤寒杂病论》的一部分，是中医四大经典之一，在继承《素问》《九卷》《八十一难》《阴阳大论》《胎胪药录》等医理医论基础上，将中医理、法、方、药融为一炉，开创辨证论治先河，成书距今1800多年，一直有效地运用于临床，正如林亿所说："尝以方证对者，施之于人，其效若神"，为人类健康做出重要贡献，故今取其方而成《金匮要略临证精华》。

　　本书原文以2005年何任、何若苹整理，人民卫生出版社出版的《金匮要略》为蓝本，从中挑选临床常用、疗效显著之方剂，按所在篇章先后顺序排列，以方名为题，罗列原文，对原方炮制、剂量、煎服法不做任何改动，保持原文原貌；在释义中，简单阐述其较为公认的病因病机，反映出方证及病因病机的一致性，为临床方证对应辨证和脏腑辨证提供理论依据，简单明了地指导临床使用经方；在临床应用中，为贴合现代人对疾病的认识，使经方能够更好地服务于临床，归纳每个方辨证要点，挑选出其治疗的西医常见病；在案例中，以经典、名家、原方医案为选用原则，力求体现方证对应辨证之简单、轻巧，脏腑辨证之灵活多变，经方应用范围之广泛，使读者在最短时间内学到《金匮要略》之精华，方证之精粹及经方的运用方法。

因水平有限，本书存在一定的缺点和不足之处，敬希读者批评指正。

苏联军

湖南中医药大学中医学院仲景学说教研室

2017年3月16日

目　录

栝楼桂枝汤

【原文】太阳病，其证备，身体强，几几然，脉反沉迟，此为痉，栝楼桂枝汤主之。栝楼桂枝汤方：栝楼根二两，桂枝三两，芍药三两，甘草二两，生姜三两，大枣十二枚。上六味，以水九升，煮取三升，分温三服，取微汗。汗不出，食顷，啜热粥发之。

【释义】痉病初起，多见太阳表证，即"其证备"。表现：头项强痛，发热，汗出恶风等症。脉沉迟，在内津液亏虚，筋脉失养。痉病与太阳中风不尽相同，彼则但为项背强，此则身无一处不强；彼则脉浮缓而此则脉沉迟；彼则纯属风邪外束，而此外则邪气侵袭，内则津液不足，不能濡养筋脉，故身体强直，脉道不利。治疗解表疏邪，养阴生津，用栝楼桂枝汤清热生津，滋养筋脉，兼和营卫，而解太阳卫分之邪。

【临床应用】栝楼桂枝汤多用于太阳中风兼阴津不足者（太阳柔痉体强证）。症见：发热，恶风寒，汗出，身体强，筋脉拘急不舒，肌肤不荣，舌淡少津，苔薄而干，脉沉迟。辨证为风寒表虚，津亏失养。临床上，本方可用于外感病出现头痛项强，发热恶风，汗出，咽干口渴等外有表邪而兼内伤津液者。本方亦有用于小儿抽搐、小儿急慢惊风、席汉氏综合征等病症者。临证加减，若兼血虚，加当归；若身痛较重，加秦艽、防风；若渴重，加重栝楼根之量至30g。

【案例】

刘渡舟医案：陈某某，男，56岁。患病为肌肉萎缩，反映在后背与项下之肌肉，明显塌陷不充。尤为怪者，汗出口渴，肩背作痛，两臂与手只能紧贴两胁，不能张开，亦不能抬举，如果强行手臂内外活动，则筋骨疼痛难忍。切其脉弦细，视其舌质红，舌苔薄。处方：桂枝15g，白芍15g，生姜10g，炙甘草10g，大枣12枚，栝楼根30g。连服10余剂，诸症皆愈，肩背肌肉充盈，诸家讶以为神。按：刘老辨为脉细、舌红、口渴为阴伤津少之象；肩背作痛，肌肉萎缩，筋脉拘急不能伸开，则为太阳经脉感受风邪，日久不解，风阳化热伤及阴血所致。摘自：刘渡舟.刘渡舟临证验案精选［M］.北京：学苑出版社，1996：141-143.

麻黄加术汤

【原文】湿家身烦疼，可与麻黄加术汤，发其汗为宜，慎不可以火攻之。麻黄加术汤方：麻黄三两（去节），桂枝二两（去皮），甘草二两（炙），杏仁七十个（去皮尖），白术四两。上五味，以水九升，先煮麻黄，减二升，去上沫，内诸药，煮取二升半，去滓，温取八合，覆取微似汗。

【释义】寒郁肌腠，湿滞筋骨，表阳被遏，营卫不利，所以身体疼痛剧烈。用麻黄加术汤发汗以散寒祛湿。但不能用火法迫汗，因为火法取汗较暴急，易致大汗淋漓，而湿性黏滞，不易骤除，使湿邪反不得去。此外，火热内攻，与湿相合，可能引起发黄、发痉、衄血等变证。故寒湿在表之表实证，禁用火攻。

【临床应用】用于治风湿性关节炎、骨性关节炎、荨麻疹、肺炎、小儿急性肾炎等病证，症见：发热，头痛，恶寒，无汗，身烦疼，肌肉疼痛，舌质淡润，苔白，脉沉缓或浮紧等。临证加减：若风邪偏胜，其痛游走不定者，可加羌活、防风、老鹤草；若寒邪偏胜，疼痛剧烈者，可加川乌、草乌、刘寄奴；若湿邪偏胜，其痛而肿者，可加防己、茯苓、车前子等；表实湿证，其人湿重，苔厚腻，腹满者，白术易苍术，酌加大腹皮、香附、藿香、佩兰、生薏苡仁等。

【案例】

1.金东明医案：吴某，女，40岁，皮肤干燥4年余。服多种中药，效果不显。总希望身体汗出，每于浴后方舒。刻诊：皮肤干燥，身重，纳谷不香，精神困倦。查：舌淡，边有齿痕，脉虚缓濡。证属脾虚湿困，阳气不振，治以发汗健脾，利湿醒神法。处方：麻黄10g，桂枝10g，杏仁15g，炒甘草10g，白术30g，菖蒲15g，郁金15g，炒麦芽30g。5剂后，小效，守方麻黄、桂枝各加5g。自觉全身润，尤舒，活动身体轻捷，纳食量增加。前后服30剂，随访半年，未复发。按：此证据无汗，舌淡，神倦，身重辨为脾虚湿困，麻黄汤为发汗良方，其辛温又有醒神之效，故合白术健脾燥湿，菖蒲郁金开窍而症愈。摘自：金东明.经方新识新用［M］.长春：吉林大学出版社，1995：364-366.

2.王建伟医案：于某某，男，56岁。因半年前下鱼塘捕鱼受寒，翌日即发热，周身疼痛困乏，鼻塞流涕，自服抗病毒冲剂，1周后感冒症状消失，但出现右大腿外上侧皮肤灼痛，日渐明显，继则麻木，并有蚁行感。4个月后症情未减，在某医院诊断为股外侧皮神经炎，予神经营养药等内服2个月无效，乃转诊中医。现症：自觉右大腿外侧麻木不仁，畏寒，纳食不馨，舌淡、苔白厚腻，脉迟。此乃寒湿内困外郁，经脉痹阻不畅之候，处方：麻黄10g，桂枝10g，杏仁10g，薏苡仁15g，当归10g，炙甘草5g。5剂尽腻苔渐化，食欲转佳，畏寒已消，惟肢麻减而不著，原方加红花继服15剂痊愈。按：皮神经炎临床较为常见，治疗多以神经营养药内服或肌注，但疗程长，疗效低。本例因感受寒湿，内困外郁，经脉不畅，以麻黄加术汤温阳散寒，健脾除湿，加薏苡仁助白术健脾化湿，加当归、红花活血通脉，共奏散寒除湿通脉之功。摘自：王建伟，马勇，沈杰枫.《金匮要略》方临证新用举隅［J］.山西中医，1997（06）：46.

麻黄杏仁薏苡甘草汤

【原文】病者一身尽疼，发热，日晡所剧者，名风湿。此病伤于汗出当风，或久伤取冷所致也，可与麻黄杏仁薏苡甘草汤。麻黄杏仁薏苡甘草汤方：麻黄（去节）半两（汤泡），甘草一两（炙），薏苡仁半两，杏仁十个（去皮尖，炒）。上锉麻豆大，每服四钱匕，水盏半，煮八分，去滓，温服，有微汗，避风。

【释义】病人周身疼痛，发热，每到下午三至五时左右加剧，此病因汗出受风，或长期过度贪凉所起，用麻黄杏仁薏苡甘草汤治疗。

【临床应用】麻杏苡甘汤用于风湿证。症见：一身尽疼痛，无汗，微恶风寒，发热日晡较甚，舌苔白腻，脉浮数等，辨证为风湿袭表。临床上用于急性风湿热、风湿性关节炎、类风湿性关节炎、急性肾小球肾炎、结节红斑、银屑病、扁平疣等病症而见此方证者。临证加减，急性风湿热者，加老鹳草、秦艽、威灵仙等，以增强祛除风湿、强筋骨之力；急性肾小球肾炎，见日晡发热，水肿不甚者，合小柴胡汤，以清化湿热；风湿痹证初起，若颈项强者，加葛根、桂枝；足膝肿痛者，加防己、细辛等。

【案例】

1.张汉符医案：黄某某，男，14岁，南宁市民船户。

1952年10月间，颈项肿大，上及腮颊，状类大头瘟，一身尽疼，微寒发热，日晡尤甚。脉浮软稍带数象，舌苔白薄粗腐，大便黄软，小便微黄。此乃风湿，非大头瘟，前医以银翘散加减治疗无效，患者系船户，病前日中行船，帮同拉缆，汗出当风，日晡停船即于河中洗浴。一身尽疼，发热，日晡所甚则与风湿证候相符合，颈项肿大其副症也，故以麻杏苡甘汤加苍术。处方：麻黄4.5g，北杏4.5g（炒杵），薏苡仁12g，甘草3g，苍术9g。治其风湿为主。服药5剂，主症尽解，副症亦随之而愈。按：患者一身尽疼，发热，日晡为甚，属风湿无疑。前医误认风湿为风温、颈肿为疞腮，治用银翘，故药效难期。按仲景法，进麻杏苡甘汤加苍术散风祛湿、清热消肿，5剂而安。摘自：蒋其学，时习之.名老中医张汉符经验一斑［J］.哈尔滨中医，1962，4：94.

2.曹华勋医案：陈某某，男，10岁，学生，1984年3月20日诊。10天前晨起发现面部、眼胞浮肿，时觉畏寒，小便减少，经某县医院检查：白细胞分类及计数正常；小便：红细胞（＋），透明管型（＋＋），白细胞少许，尿蛋白（＋＋）。诊为"急性肾小球肾炎"。刻下面部及四肢浮肿，小便少、微黄，饮食减少，时咳嗽、吐泡沫痰，口和不渴，苔薄白而润，脉微弦。诊为："风水"。治法：祛风宣肺、除湿消肿。处方：麻黄9g，杏仁9g，薏苡仁20g，茯苓12g，益母草10g，陈皮10g，甘草5g。食嘱低盐饮食。服上方2剂后，遍身微汗出，尿量大增，浮肿明显消退，仅双下肢踝关节以下轻度浮肿，觉身软倦怠，乃以健脾利水法治之。处方：党参10g，薏苡仁20g，茯苓10g，防己10g，益母草12g，陈皮6g，炙草10g。连服5剂。半月后复查，诸症悉愈，小便化验正常。按：本例为风湿侵袭肌表，肺失宣降，水湿不能下输膀胱而溢于肌肤。故以麻黄杏仁薏苡甘草汤加减治愈。摘自：曹华勋.麻黄杏仁薏苡甘草汤治风水［J］.四川中医，1986（10）：32-33.

防己黄芪汤

【原文】风湿，脉浮，身重，汗出，恶风者，防己黄芪汤主之。防己黄芪汤方：防己一两，甘草半两（炒），白术七钱半，黄芪一两一分（去芦）。上锉麻豆大，每抄五钱匕，生姜四片，大枣一枚，水盏半，煎八分，去滓温服，良久再服。喘者加麻黄半两；胃中不和者加芍药三分；气上冲者加桂枝三分；下有陈寒者加细辛三分。服后当如虫行皮中，从腰下如冰，后坐被上，又以一被绕腰以下，温令微汗，瘥。

【释义】脉浮主风主表，风客皮毛，是以脉浮，湿胜阳痹，经络不和，是以身重；表虚卫阳不固，肌腠空疏，是以汗出恶风，其与表证不同，属于卫阳不足。风湿在表，法当汗解，但表卫已虚，又非一般汗剂所宜，治当益气以除湿，治用防己黄芪汤。方中防己、白术祛风化湿，配以黄芪益气固表，又能善行肌表之水气；甘草、生姜、大枣调和营卫，以顾表虚。此方仍属微汗之剂，故方后云"温令微汗瘥"；但表虚发汗，必基于托阳益气，调和营卫，故方后又云"服后当如虫行皮中"，正是卫阳振奋，风湿欲解之征兆。

【临床应用】防己黄芪汤用于风湿、风水证。症见：汗出恶风，身重，小便短少，舌淡苔白，脉象浮等，辨证为风湿兼表气虚。临床可用于慢性肾炎、慢性肾盂肾炎、心源性水肿、风湿性关节炎、类风湿性关节炎、慢性活动性肝炎、肝纤维化、肝硬化、晚期血吸虫病腹水、特发性水肿、单纯性肥胖合并高血脂、狐臭、寒湿带下、荨麻疹等病症而见本方证者。临证加减，如兼腹痛者，加芍药以缓急止痛；若有喘息者，加麻黄以平喘；气上冲者，加桂枝以降冲逆；下焦有寒者，加细辛、桂枝以温经散寒；水湿偏盛，身形肿者，加茯苓、桂枝以通经利水；身疼痛者，加附子、肉桂以温经散寒止痛。

【案例】

1.赵明锐医案：王某某，男，32岁。患"慢性肾炎"3年，浮肿，尿少，时好时坏，易外感，每因外感而病情加重，曾屡用利尿消肿之剂，效果总是不好。现症见颜面周身浮肿，面色白㿠，精神欠佳，纳呆，自汗恶风，舌淡，苔白，脉浮而弱。尿蛋白（++）。如此脉证为气虚之候，治当补气健脾，兼利水消肿。方以防己黄芪汤加党参、苡仁、茯苓等药，共服30余例，浮肿消退，精神好转，食欲增加，尿蛋白（±）。继以本方配制丸药一剂，服用一月，诸症悉愈。摘自：赵明锐.经方发挥［M］.太原：山西人民出版社，1982：155-157.

2.岳美中医案：傅某某，男，40岁。患风水证，久而不愈。患者主诉：下肢沉重，胫部浮肿，累则足跟痛，汗出恶风。切其脉虚浮而数，视其舌质淡白，有齿痕，认为是"风水"，尿蛋白（+++），红、白细胞（+），诊断属"慢性肾炎"。下肢沉重，是寒湿下注；浮肿，为水湿停滞；汗出恶风，是卫气虚风伤肌腠；脉浮虚数，是患病日久，体虚表虚的现象。"祛风先养血，治湿先治脾"，此为一定之法则。本证乃风与水相乘，不是血虚生风，所以但用治风逐水之品，而不用和血药。处方：生黄芪24g，生白术9g，炙甘草9g，生姜9g，大枣4枚（擘），水煎服。嘱长期坚持服用之。1974年7月3日复诊：患者坚持服前方10个月，检查尿蛋白（＋）。又持续服2个月，尿蛋白基本消失，一切症状痊愈。现惟体力未复，为疏补卫阳，兼利水湿，用黄芪30g，白芍12g，桂枝9g，茯苓24g，以巩固疗效，并恢复健康。摘自：中国中医研究院.岳美中医案集［M］.北京：人民卫生出版社，2005：23-25.

桂枝附子汤、白术附子汤

【原文】伤寒八九日，风湿相搏，身体疼烦，不能自转侧，不呕不渴，脉浮虚而涩者，桂枝附子汤主之；若大便坚，小便自利者，去桂加白术汤主之。桂枝附子汤方：桂枝四两（去皮），生姜三两（切），附子三枚（炮去皮，破八片），甘草二两（炙），大枣十二枚（擘）。上五味，以水六升，煮取二升，去滓，分温三服。白术附子汤方：白术二两，附子一枚半（炮，去皮），甘草一两（炙），生姜一两半（切），大枣六枚。上五味，以水三升，煮取一升，去滓，分温三服。一服觉身痹，半日许再服，三服都尽，其人如冒状，勿怪，即是术、附并走皮中，逐水气，未得除故耳。

【释义】伤寒八九日，"伤寒"不是病名，泛指表证，本病初起，有恶寒发热等症，已缠绵八九日。其所以不解是因为不是单纯的风寒为病，而是由于风寒湿合邪，互相搏结，湿性黏滞，所以难愈，痹着于肌表，故见身体疼烦，不能自转侧。如邪传少阳则呕，邪入阳明则渴，今其人不呕不渴，湿邪并未传里犯胃，亦未郁而化热。脉浮虚而涩，浮为在表，虚为气血不足，涩为湿滞之象，说明表阳虚而风寒湿仍逗留于肌表，故用桂枝附子汤温经散寒，祛风化湿，桂枝辛温，祛在表之风邪；附子辛热，逐在经之寒湿，助卫阳以固表；甘草、生姜、大枣辛甘发散，调和营卫，使风湿从外而解。

"若大便坚，小便自利者"，"若"字承上文而言，服桂枝附子汤后，病邪并未传里，仍滞留于肌表经络，只是风邪已去，而寒湿并未消除，因为"大便坚，小便自利"，是指湿不在里，里和无病，与上文"不呕不渴"为互文。一般来说，风性疏泄，易于表散，湿性黏滞，难以骤除，故仍须温经祛湿，用白术附子汤，本方即前方去桂枝之祛风，加白术以去湿邪，术附并用，共逐皮间湿邪，是为表阳虚而湿气偏胜者设。

术附并用，每易出现瞑眩，故方后云："一服觉身痹，半日许，再服，三服都尽，其人如冒状，勿怪，即是术附并走皮中，逐水气未得除故耳。"冒即头目眩晕，似呕非呕，有愦愦无可奈何之状。《尚书》所谓"若药不瞑眩，厥疾弗瘳"。正是指的这种情况，这是正邪交争，逐邪外出的反应，有此状态，为药已中病，是一种正常的现象，所以提醒患者不必惊异。

【临床应用】

1.桂枝附子汤用于风湿相搏证，见身体疼烦，不能自转侧，不呕不渴，脉浮虚而涩等症，辨证属于风湿兼表阳虚者。临床常用于外感以及其他热病之初期发热、恶寒、头痛、汗出、小便频数，或心烦，或下肢挛急，神经痛，风湿性疾患，白塞氏综合征，痛疽，面疮等发热疼痛，四肢逆冷，脉浮虚者；亦可用于糖尿病性神经病变、低血压、易感冒、四肢不安综合征、阳痿、早泄、寒疝等病症而见本方证者。

2.白术附子汤主治风湿相搏于肌肉之间，表阳虚湿气偏重者。症见身体疼痛，不能自转侧，不呕不渴，大便硬，小便自利，脉浮细而软者。临床多用于风湿病、风湿与类风湿性关节炎、痛风、坐骨神经痛、肌肉疼痛、腹泻、肛痒等病症而见本方证者。

【案例】

1.权依经医案：王某某，男，25岁，通渭县城关公社社员。患者右下肢疼痛，不能着地，屈伸时疼痛加剧，由臀部沿下肢后外侧放射性疼痛，疼痛剧烈时患者哭啼难忍，与气候无关，舌淡红，苔薄白，脉浮弦。方用桂枝加附子汤治疗，处方：桂枝9g，生姜9g，炙草6g，附片3g，白芍9g，大枣4枚。开水煎分2次服。二诊：服上方2剂后，疗效不明显，仍疼痛难忍，故改用桂枝附子汤，处方：桂枝12g，生姜9g，炙草6g，附片9g，大枣4枚。开水煎分2次服。三诊：患者服上药2剂痛止，下肢活动自如。停药观察数月，再未复发。按：本案为风湿相搏之病，先用桂枝加附子汤不效者，一为桂枝药量不足，二是湿为阴邪，方中白芍属阴药，湿得相助，故其病不减。后用桂枝附子汤，去其芍药之阴，又同时增大桂附药量，使风湿俱去，其病自愈。摘自：权依经.古方新用［M］.兰州：甘肃人民出版社，1981：132-133.

2.范中林医案：杨某，女，60岁。既往有风湿痛史，1974年8月初，身觉不适，畏寒，头昏，身痛。某日弯腰时，忽感腰部剧烈疼痛，不能伸直，头上直冒冷汗，遂倒床不起，邀范老诊治。腰痛如割，不能转侧，身觉阵阵畏寒发热，手脚麻木，面色青黯，唇乌，舌质微红，苔白滑腻，触双手背微凉，脉浮虚。此为太阳证，风湿相搏，卫阳已虚，法宜温经散寒，祛风除湿，处方：桂枝15g，制附片（久煎，1.5h）60g，生姜30g，炙甘草10g，红枣30g，4剂。药后诸症悉减，再服4剂，基本痊愈，行走、劳动如常。1979年6月追访，未再复发。按：本例诸症与桂枝附子汤条文基本吻合，故按原方投之，仅药量斟酌变化。加重桂枝，发散在表之风寒，通阳化气；配以生姜，使风邪从皮毛而出；加重附子，温经逐寒止痛，助肾阳，而立卫阳之基；佐以草、枣，益中洲，和营卫，则三气除而搏结自解。摘自：张存悌，吕海婴.范中林医案（中）［J］.辽宁中医杂志，2008，35（02）：282-283.

3.关庆增医案：患者男，62岁，冬季初诊。患者习惯性便秘多年。因冒雨涉寒，遂致恶寒，发热，肌肉骨节疼痛，大便秘结，舌苔白厚而润，舌淡红，脉弦缓。治疗以桂枝附子去桂加白术汤，处方：白术60g，附子10g，炙甘草6g，生姜10g，红枣5枚。摘自：关庆增.伤寒论方证证治准绳［M］.大连：大连出版社，1998：338-340.

百合地黄汤

【原文】百合病不经吐、下、发汗，病形如初者，百合地黄汤主之。百合地黄汤方：百合七枚（擘），生地黄汁一升。上以水洗百合，渍一宿，当白沫出，出其水，更以泉水二升，煎取一升，去滓，内地黄汁，煎取一升五合，分温再服。中病，勿更取，大便当如漆。

【释义】未经汗、吐、下等误治，"病形如初"的百合病，则以本方主之。"病形如初"之百合病，其症状可表现为两方面：一是阴血不足而影响神明，出现的神志恍惚不定，语言、行动、饮食和感觉等失调现象；二是阴虚内热所致的口苦、小便赤、脉微数。由于百合病的病机，是心肺阴虚内热，邪充百脉，故以百合地黄汤治疗。

【临床应用】本方常用于治疗各种神经官能症、癔病、植物神经功能紊乱以及热病的善后调理。有以此方与酸枣仁汤、甘麦大枣汤、柴胡疏肝散等合用，加柏子仁、龙骨、牡蛎、合欢花、磁石等治疗更年期忧郁症、夜游症、轻微脑功能失调以及慢性疲劳综合征；也有用此方加麦冬、沙参、五味子、贝母治疗肺燥喘咳；加丹参、赤芍治疗胸痹，加茅根、黄芩炭、知母等治疗鼻衄；还有用于治疗心肌炎、心动过速、高血压、冠心病、肺心病、肺结核、大叶性肺炎恢复期、神经衰弱、眩晕、疮疹、梅核气；更有合温胆汤治肝胃不和、虚热内扰、烦躁失眠、午后发热、四肢麻木及腹胀、纳差等。

【案例】

1.彭履祥医案：张某某，女，36岁，南光机械厂职工。就诊日期：1979年12月14日。刻下症见自觉夜热盗汗，心悸易惊，头昏时痛，烦躁易怒，能食善饥，饥则手颤，体重下降至48千克，身软疲，短气喉痒，口渴喜热饮，舌红有瘀斑，苔薄黄细腻，脉沉细弦数。辨证：肝郁血瘀，心肺阴伤。处方：百合地黄汤加味：百合30g，生地15g，牡蛎30g，知母10g，郁金10g，白芍15g，丹参10g，薏苡仁10g，浙贝10g。每周就诊一次，治疗过程中除因胆囊炎复发而更方疏理肝脾外，坚持随证加减，守方将近10月，服百合汤加味方达70余剂，病情恢复较为顺利。现自觉症状基本消退，精神好转，睡眠转佳，气短乏力、头眩心悸已不再作，饥饿感亦不明显，体重增至54千克。1980年7月复查甲亢已愈，现仍继续每月1次就诊服药，以巩固疗效。摘自：彭履祥，彭介寿，邓中甲.百合地黄汤治疗瘿气［J］.成都中医学院学报，1980（06）：26-28.

2.王清秀医案：李某某，女，44岁。患者形体消瘦，性情急躁。两年来常感头晕目眩，口苦，舌干，五心烦热，夜寐不安或多梦纷纭。已绝经1年。曾服谷维素、维生素B_1等安神之剂，未见好转。近半月来病情加重，彻夜不眠，坐立不安，悲伤欲哭，胁肋胀疼，心慌意乱，自觉发烧，但体温均在36～37℃之间，脉弦细数，舌红无苔而干。切其脉属阴虚内热。治宜滋阴安神，以《金匮要略》百合地黄汤加减：生百合15g，生地12g，白芍12g，沙参12g，牡蛎

12g，莲子心10g，滑石10g，黄精10g，青蒿10g，大枣10g。服3剂后神清气爽，但仍胸闷不适，急躁，食欲欠佳。再宗前方加瓜蒌宽胸理气，加砂仁益胃醒脾。连服12剂后，精神振作，食欲如常。仍以养心安神之品，以善其后。半月诸恙俱愈。摘自：王清秀.百合病治验二例［J］.河南中医学院学报，1980（01）：61.

栝楼牡蛎散

【原文】百合病渴不差者，栝楼牡蛎散主之。栝楼牡蛎散方：栝楼根，牡蛎（熬）等分。上为细末，饮服方寸匕，日三服。

【释义】本条承上条续论百合病渴不差的治法。"百合病一月不解，变成渴者"，虽经内服百合地黄汤，外用百合洗方而口渴仍不愈，说明热盛津伤较重，前条病重药轻，难以奏效，故在原内服方的基础上，再加栝楼牡蛎散，以增清热生津之力。

【临床应用】本方用于治疗百合病"渴不差"。其辨证要点为：热盛伤津，口渴喜冷饮者为宜。亦可以此方加味，治疗糖尿病、甲亢、肺炎、胃炎等证属热盛伤津者。还可用治面黄颧红微浮、口臭、午后发热、昏睡惊叫等病症。

【案例】

陈林霞医案：晁某，男，60岁，退休工人，1993年3月16日入院。患糖尿病3年，曾先后服D860片、降糖灵片、优降糖片，症状时轻时重，入院前2月内服优降糖片5mg，Bid；降糖灵片50mg，Tid。查空腹血糖11.1mmol/L，尿糖定性（+++）。入院症见：口干多饮，多食善饥，多尿，大便干结，消瘦乏力，面色少华，舌质淡红，苔薄黄，脉细弱，证属肺胃热盛，气阴两虚。治则：清热养阴，益气生津。处方：栝楼根30g，生牡蛎30g，玄参15g，沙参18g，石膏30g，知母12g，西洋参30g，丹参30g，赤芍12g，黄连6g，山茱萸10g，熟地黄10g，黄芪15g，白术10g。水煎服，日1剂。服中药3个疗程，逐步停服西药降糖药，复查空腹血糖6.1mmol/L，尿糖定性（−），以后复查3次空腹血糖均为正常。摘自：陈林霞，牛旭明.栝楼牡蛎散加味治疗2型糖尿病［J］.河南中医，1999（05）：3.

甘草泻心汤

【原文】狐蜚之为病，状如伤寒，默默欲眠，目不得闭，卧起不安。蚀于喉为蜚，蚀于阴为狐，不欲饮食，恶闻食臭，其面目乍赤、乍黑、乍白。蚀于上部则声喝（一作嘎），甘草泻心汤主之。甘草泻心汤方：甘草四两，黄芩、人参、干姜各三两，黄连一两，大枣十二枚，半夏半升。上七味，水一斗，煮取六升，去滓再煎，温服一升，日三服。

【释义】狐蜚病因感染湿热虫毒所致。湿热久蕴，蒸腐气血，内损心肺，外伤咽喉。咽喉腐蚀糜烂，则声音嘶哑而为"蜚"病；若内损肝肾，虫毒下蚀二阴，则前阴或后阴溃疡，而名"狐"病；若湿热内伤脾胃，运化失常则食欲不振，恶闻食臭；湿热内蕴，扰乱心神，故默默欲眠，目不得闭，而卧起不安；湿热内扰，气血逆乱，则面目乍赤、乍黑、乍白，治以甘草泻心汤。方中甘草扶正解毒；配以黄芩、黄连清热燥湿，解毒；干姜、半夏辛苦化合，行气和胃化湿；人参、大枣健运中气，以扶正祛邪。诸药相合，乃奏清热化湿、杀虫解毒之功，其证可解。

【临床应用】湿热壅毒而致口腔、二阴或角膜溃疡。"目赤如鸠眼，蚀于喉为蜚，蚀于阴为狐"与现代医学之白塞氏综合征颇相似，用本方常获良效。亦可用于急性肠炎、胃肠型感冒、产后口糜泻、走马牙疳、慢惊风、梦游病、慢性消化道疾病（如胃下垂、慢性胃炎、溃疡病、慢性胃肠炎、慢性胰腺炎或肝胆疾病）而见本方证者。

【案例】

1.王子和医案：焦某，女，41岁，干部，1962年6月初诊。患者于20年前因在狱中居处潮湿得病，发冷发烧，关节疼痛，目赤，视物不清，皮肤起有大小不等之硬斑，口腔、前阴、肛门均见溃疡。20年来，时轻时重，缠绵不愈。近来月经先期，色紫有块，有黄白带，五心烦热，失眠，咽干，声嘎，手足指趾硬斑，日久已呈角化，肛门周围及直肠溃疡严重，不能正坐，口腔黏膜及舌面也有溃疡，满舌白如粉霜，便干结，小溲短黄，脉滑数。诊为狐䘌病，即予甘草泻心汤加减内服，苦参煎水熏洗前阴，并以雄黄粉熏肛。肛门熏后，见有物突出肛外，奇痒难忍，用苦参汤洗涤后，渐即收回。服药期间，大便排出恶臭黏液多量，阴道也有多量带状浊液排出，病情日有起色，四肢角化硬斑亦渐消失。治疗4个月后，诸症消失，经停药观察一年余，未见复发。按：据本病临床证候分析，诸症皆与湿热有关。如口腔、二阴溃疡以及皮肤斑疡等损害，均为湿热蕴蒸，腐蚀气血所酿成；诸如目赤、心烦、汗出、卧起不安以及口鼻出气灼热等症，也无一不是热邪内扰的表现。咽干为本病常有之症状，系由肝肾二经蓄热在内，阴液不能上潮所致。以上见证，皆湿毒热气之所致也。在治疗上，当先其所因，伏其所主，总以清热解毒、凉血化湿为原则，既可以内服方剂以合治之，又可取其专药之捷，配合局部施药以分治之，内服外治，全面关顾，有助于疗效提高。摘自：王子和.狐惑病的治疗经验介绍［J］.中医杂志，1963（11）：9-11.

2.贺传德医案：沈某某，女，36岁。患者去年上半年在某某县医院行人工流产术，出血过多，即当输血300毫升，遂免于危难。以后身体一直未复原，面色苍白，饮食锐减，弱不禁风，倦卧乏力。一星期以前因拔猪草受凉，后即畏寒发热，头昏头痛，微汗出，四肢酸疼，服解热止痛片和四环素未见效。请一中医诊治，服用清利湿热之品，亦未见效。后至我院求治，自诉时而微冷微热，稍出汗，头微昏，最突出的症状是干呕、烦躁、心下痞满、不思饮食、肠鸣、解黄糜色大便，一日十余次，无里急后重感。用甘草泻心汤4剂，痞消利止，后从气血不足论治，嘱以八珍汤善后。按：观其舌苔黄白相间，微腻，舌质淡嫩。切其脉沉细而虚。此系气血不足、脾气虚弱之人为外寒侵袭，化热乘虚而入，客于心下，主气寒而客心热，寒热相引、阴阳相格，故作干呕心烦痞满状。由于气虚下陷，脾不运化，湿邪内生，湿盛则濡泻，故作肠鸣下利状。摘自：贺传德.甘草泻心汤运用一得［J］.陕西中医学院学报，1982（04）：46.

赤小豆当归散

【原文】病者脉数，无热，微烦，默默但欲卧，汗出，初得之三四日，目赤如鸠眼；七八日，目四眦（一本此有黄字）黑。若能食者，脓已成也，赤小豆当归散主之。赤小豆当归散方：赤小豆三升（浸令芽出，曝干），当归三两。上二味，杵为散，浆水服方寸匕，日三服。

【释义】病人脉数，但无恶寒发热的表证，心中微微发烦，神情沉默欲睡，汗出。病初的三四天，病人目珠发红，就像斑鸠的眼睛一样。至七八天时，两眼的内外眦呈现黑色，如果此时病人能够饮食，表明热毒蕴结血分，痈脓已成，故当用赤小豆当归散治疗。

【临床应用】临床多用于治疗渗液性皮肤病、传染性湿疹样皮炎、接触性皮炎、油漆过敏、急性湿疹、女子前阴溃疡、男子阴茎溃烂、尖锐湿疣、脓疮、尿路感染等属本证者。临证加减：灼热潮红者，加银花、连翘、丹皮；疼痛甚者，加皂角刺；瘙痒甚者，加荆芥、蝉蜕；渗液较多者，加苍术、川连；多发性寻常疣者，加赤白芍、桃仁、山甲片、牛膝；前列腺肥大者，加败酱草、大黄；湿热痹者，加丹参、薏苡仁、桑枝、忍冬藤；赤白带者，加银花、败酱草、薏苡仁、贯众、冬瓜仁。

【案例】

匡民华医案：周某某，女，50岁。患者周身风疹瘙痒已四月余，时好时发。诊时见，周身风疹，瘙痒难受，活动则剧痒，虽寒冬腊月而喜用凉水淋浴，过后又瘙痒不止，饮食、大便均正常，小便色赤，舌红苔薄而黄，脉浮有力。此属风热隐疹，拟清热解毒，凉血散血之法，用"赤小豆当归散"加味：赤小豆30g，当归15，连翘10g，土茯苓、忍冬藤、生地各20g。3剂后，症状大有好转，风疹基本消失，再进3剂，嘱其禁酒及辛香燥热之品，至今已2月余未复发。摘自：匡民华. "赤小豆当归散"加味治愈隐疹一例［J］.江西中医药，1984（03）：55.

桂枝芍药知母汤

【原文】诸肢节疼痛，身体魁羸，脚肿如脱，头眩短气，温温欲吐，桂枝芍药知母汤主之。桂枝芍药知母汤方：桂枝四两，芍药三两，甘草二两，麻黄二两，生姜五两，白术五两，知母四两，防风四两，附子二两（炮）。上九味，以水七升，煮取二升，温服七合，日三服。

【释义】本方主治历节病。风寒湿邪侵入机体，留注关节筋脉，气血阻滞不通，"不通则痛"，故以诸肢节疼痛，肿大为主症；此外，由于湿邪流注下焦，则脚肿如脱；湿阻中焦，则清气不升，浊气不降，故心中郁闷，恶心欲呕；湿阻中焦，清阳不升，则头眩短气；邪气久留不去，病势缠绵，耗气伤阴，故身体渐渐消瘦。用桂枝芍药知母汤祛风除湿、散寒止痛兼养阴和营。方中桂枝、麻黄、防风温经散寒，除湿于表；芍药、知母和阴行痹于里；白术、附子助阳除湿；生姜、甘草和胃调中。合而用之，则表里兼顾，风湿俱去，温散而不伤阴，养阴而不碍阳，其病当愈。

【临床应用】主治反复发作的历节病，症见多个关节剧烈疼痛，局部肿大或变形，身体瘦弱，或兼发热不解者。临床多用于治疗急性风湿性关节炎、慢性关节炎、类风湿性关节炎、结节性红斑、肺心病合并心衰、内耳眩晕、关节型银屑病、坐骨神经痛等见于本证者。

【案例】

赵明锐医案：吕某某，男性，28岁。患者于1958年起手足关节疼痛，周身软弱无力，行动即痛，春夏较好转，秋冬即增剧，天寒阴雨时加重，数年来经断续治疗未见显效，于1961年秋收时，因露宿田野感受风寒，疼痛突然增剧，遂卧床不起。初诊（1961年10月23日）：两肘及腕关节疼痛，下肢关节尤甚，腰痛，转侧困难，局部轻微红肿、灼热，胃纳尚佳，二便正常，口渴能饮，舌苔黄腻，脉弦数。处方：桂枝四钱，白芍、甘草、知母各五钱，麻黄、防风各三钱，白术四钱，淡附子二钱。上药为末，分10日服。服药七八日后，疼痛减轻，灼热红肿大减，已能下床行走，但行动时仍疼痛，不能走长路、荷重物，口渴减轻，脉、舌如前。原方再服（日服量稍增加）1个月。服完药后，关节疼痛消失，精神好转。观察二年之久，未曾复发，已能参加轻微劳动。按：桂枝芍药知母汤以桂枝为主药，善于温经通脉、调和营卫；芍药、知母、甘草养阴清热，和血脉，利湿消肿；白术助脾补虚、燥湿去痹；麻黄、附子温阳散寒；防风胜湿祛风，寒热辛苦并用，各有所宜。合为清热、散寒、祛湿、祛风、通络、补虚之方。本方在《金匮》中用作汤剂，作者每多改用为散剂，其原因是：方中麻、桂、附烈性之品颇多，服得过多过急，往往可引起不良反应；此外，本病多是慢性疾患，服散剂较汤剂简便。摘自：赵明锐.用桂枝芍药知母汤加减治疗关节痛［J］.上海中医药杂志，1965（01）：30.

黄芪桂枝五物汤

【原文】血痹，阴阳俱微，寸口关上微，尺中小紧，外证身体不仁，如风痹状，黄芪桂枝五物汤主之。黄芪桂枝五物汤方：黄芪三两，芍药三两，桂枝三两，生姜六两，大枣十二枚。上五味，以水六升，煮取二升，温服七合，日三服。

【释义】本条论述血痹重证证治。阴阳俱微，是强调营卫气血皆不足者，故表现出寸口与关上之脉皆微；小紧脉，主寒，因感邪较重较深，故小紧脉现于尺中。血痹的主证为肌肤麻木不仁，是风寒入侵血分，血行阻滞的反映，如风痹状者，谓如风痹证那样带疼痛感，是因血行闭阻较甚，不通则痛所致，此证因其阴阳俱虚故不宜单用针刺，而须用药治疗。《灵枢·邪气脏腑病形》云："阴阳形气俱不足者，勿取以针，而调以甘药。"本条重点在于说明阴阳气血俱虚，体质虚弱较甚者感受外邪也会较深较重，故症状较重，麻木中带疼痛感。治疗血痹的方法，重在振奋卫气，温通阳气，所谓气行则血行，当用黄芪桂枝五物汤。

【临床应用】临床多用于中风后遗症、小儿麻痹、雷诺氏综合征、风湿性关节炎、产后腰痛、周围神经损伤、腓神经麻痹、低钙性抽搐、肢端血管功能障碍、自汗、胃脘痛、便秘以及胸痹等见于本证者。

【案例】

1.王建伟医案：尤某某，男，59岁，1994年12月7日初诊。右侧腰腿疼痛10余年，伴小腿外侧、足背麻木2年。每遇劳累、受寒而加重，曾作CT检查诊断为腰4、5椎间盘突出症，曾经牵引、按摩、理疗、服西药治疗无效。刻诊：腰部压痛，活动不利，直腿抬高右侧40°，加强试验（＋），面色少华，形寒肢冷，舌淡、苔白，脉沉细。此为营卫气血不足，经脉不畅之证。拟温阳行气、活血除痹之法。处方：黄芪20g，桂枝12g，白芍10g，当归12g，赤芍10g，地鳖虫1.5g（研末吞服），生姜6g，大枣10枚。嘱服15剂，并卧床休息。药后复诊，患者精神振作，诉诸症减轻，继进20剂，疼痛麻木消失。按：本例为营卫气血不足之痹证，以黄芪桂枝五物汤加味，药用黄芪补气，桂枝温经通阳，白芍养阴血，生姜、大枣调和营卫，更加当归、赤芍、地鳖虫活血和营，共奏温阳行气，活血除痹之功效。摘自：王建伟，马勇，沈杰枫.《金匮要略》方临证新用举隅［J］.山西中医，1997（06）：46.

2.金学仁医案：金某某，女，22岁，工人。1976年2月5日初诊。患者一个月前，因用凉水洗衣服，突然发现双手苍白渐即转为青紫，发冷伴有麻木刺疼感，间歇性发作，每次可达数小时，每需双手放入温水中方能缓解。经我院西医外科诊断为雷诺氏综合征。曾使用多种西药效果不佳，乃改用中药治疗。症如上述，舌质淡红、苔白偏厚，脉弦紧。以黄芪桂枝五物汤加减，处方：黄芪60g，桂枝9g，白芍9g，生姜2片，红花9g，桃仁9g，地龙15g。每日1

剂，水煎服。上方连服20剂，上述症状已全部消失。原方又服20剂，病状未见复发。摘自：金学仁.黄芪桂枝五物汤加减治疗雷诺氏症2例［J］.中医杂志，1982（01）：72.

桂枝加龙骨牡蛎汤

【原文】夫失精家少腹弦急，阴头寒，目眩（一作目眶痛），发落，脉极虚芤迟，为清谷，亡血，失精，脉得诸芤动微紧，男子失精，女子梦交，桂枝加龙骨牡蛎汤主之。桂枝加龙骨牡蛎汤方：（《小品》云：虚弱浮热汗出者，除桂，加白薇、附子各三分，故曰二加龙骨汤）。桂枝、芍药、生姜各三两，甘草二两，大枣十二枚，龙骨、牡蛎各三两。上七味，以水七升，煮取三升，分温三服。

【释义】《金匮要略》称之为某某"家"者，一般有两种状态：一是病史长，病程缠绵者；一是病势严重，病情急迫者，此际即便病程短暂，亦可称之为家。本条失精家，即指经常梦遗、滑精之人。一般地说，所有遗精的病人，最初大都有梦，即梦遗，由相火妄动引起；若日久不愈，则无梦而遗，即滑精。

《素问·生气通天论》说："阴阳之要，阳密乃固"。若阴阳不调，阴不内守，阳不固摄，阴阳失去维系，则发生男子失精或女子夜梦性交。失精梦交日久，由于精液耗损太过，可使阴精亏损；日久并可阴损及阳，形成阴阳两虚之证。其少腹弦急，阴头有寒冷感即为下焦失却阳气的温煦之故；目眩、发落则为精血衰少，不能上荣所致。"脉得诸芤动微紧"，是重申失精家的脉象，除可表现为极虚芤迟脉外，还可见到"芤动"或见"微紧"。"芤动"即指芤脉，"微紧"主虚寒。这两种脉象多见于阴阳两虚之证。

本条病证属由长期失精、梦交所致的虚劳阴阳两虚之证。而失精或梦交，则是由阴阳不调引起。桂枝加龙骨牡蛎汤功能调和阴阳，潜镇摄纳，是针对失精与梦交主症而设置的方剂。至于阴阳两虚的虚劳则留待缓图。这是因为，虚劳是长期的慢性衰弱性的疾病，急切之间难以取得疗效，而失精、梦交却是患者日日为之所苦的主症。该主症在本病情中地位特殊，既是本条阴阳两虚证的起始之源，又为本病病情预后之兆，更会日益加剧虚损的病因。

桂枝加龙骨牡蛎汤方中用桂枝汤调和阴阳，加龙骨、牡蛎，潜镇摄纳，如阴能固摄，阳能内守，则精不致外泄。

【临床应用】临床多用于神经官能症，性神经衰弱，遗溺，冠心病，脱发，肠炎，产后出汗，小儿夜啼，小儿痉挛等病；症见体质虚弱而瘦，面色不华，神经过敏，低热，易疲，手足软弱，自汗，盗汗，胸腹动悸，神呆，记忆力减退，惊梦，妇女月经不调等；性欲过度引起之阳痿，遗精，梦交，夜尿频数，脱毛等；脉弱而迟（虚芤），而见本方证者。

【案例】

廖仲颐医案：张某某，女，30岁，小学教员。1970年来诊，患者悲哭不已，似有隐情难言。自诉：婚前多梦与人交，婚后与夫性交时，阴道干涩，疼痛难忍。久之，因畏痛拒绝与夫性交。但梦交时，淫液自遗。去医院作妇查，亦无异常发现，夫疑为思变，遂欲离婚。患者因此抑郁不乐，形体渐见消瘦，头晕目眩，心悸健忘，失眠多梦等症接踵而至。脉来芤革，此阴阳失调，心肾不交，治宜调和阴阳，潜镇固摄。处方：桂枝15g，白芍18g，龙骨18g，牡蛎18g，炙草6g，生姜3片，大枣3枚，5剂。复诊：梦交未发，但与夫性交时，仍无淫液，此肾阴亏损。治宜补肾固精。处方：西党18g，熟地24g，枸杞18g，当归12g，枣皮10g，淮山15g，杜仲15g，冬青子18g，炙草6g。服上方10剂后，梦交未见复发，与夫性交亦无痛苦。按：本例婚前病有梦交，婚后与夫性交时，阴道干涩疼痛，但梦交如常，乃阴阳失调，心肾不交所致。以桂枝汤调和阴阳，加龙骨、牡蛎潜镇固纳，阳能固，阴亦能守，阴阳调和，心肾交泰，则无梦交矣。继之投以大补元煎，滋肾益气，肾气旺，阴精足，则性生活如常矣。男子失精多见，而女子梦交少有。但是每遇妇女就诊有隐情难言，应当详问，不可忽视。摘自：湖南中医药研究所.湖南省老中医医案选第一辑［M］.长沙：湖南科学技术出版社，1980：181–183.

小建中汤

【原文】虚劳里急，悸，衄，腹中痛，梦失精，四肢酸疼，手足烦热，咽干口燥，小建中汤主之。小建中汤方：桂枝三两（去皮），甘草三两（炙），大枣十二枚，芍药六两，生姜二两，胶饴一升。上六味，以水七升，煮取三升，去渣，内胶饴，更上微火消解，温服一升，日三服。（呕家不可用建中汤，以甜故也。）

【释义】本条论述阴阳两虚的虚劳证治。从症状上可分为两种情况：一是里急，腹中痛，为里寒之象；二是悸、衄，手足烦热，咽干口燥等为热象。同一个人，为何会产生这两种相反的症状？因阴阳是互相维系的，虚劳病发展，往往可以阴损及阳、阳损及阴，形成阴阳两虚之证。此时，阴阳之间失去互相维系的作用，故人体阴阳偏盛偏衰则可以产生偏寒偏热之证。阴虚而阳浮生热，故有手足烦热，咽干口燥等热证；阳虚则生寒，故有里急、腹中痛等内脏失去阳气温煦而产生拘急之象。心营不足则心悸，阴虚而阳热上浮故生衄血；气血不足，不能濡养四肢，则四肢酸疼；肾虚不固，心肾不交，故梦交失精。

由于阴阳两虚，寒热夹杂，治疗时若补阳则损阴，养阴则碍阳，因此，必须调补脾胃，建立中气才能调和阴阳。因脾胃为后天之本，是气血生化之源，如脾胃虚弱，势必影响气血的生成，气血不足，是导致阴阳失调的主要因素，故予以小建中汤立中气，则能化生气血，气血生则阴阳可以协调，则寒热错杂之证可以消失。正如尤在泾的《金匮要略心典》记载："欲求阴阳之和者，必于中气，求中气之立者，必建中也。"

【临床应用】临床常用于消化不良、胃下垂、胃或十二指肠溃疡、慢性肝炎、神经衰弱、肺结核轻症等见于本证者。

【案例】

1.曹颖甫医案：顾某，女。产后，月事每四十日一行，饭后则心下胀痛，日来行经，腹及少腹俱痛，痛必大下，下后忽然中止，或至明日午后再痛，通则经水又来，又中止，至明日却又来又去，两脉俱弦，此为肝胆乘脾之虚。处方：桂枝三钱，生白芍五钱，炙甘草两钱，软柴胡三钱，酒芩一钱，台乌药钱半，生姜五片，红枣十二枚，饴糖三两。一剂痛止，经停，连服二剂，痊愈。按：余初疑本证当用温经汤加楂曲之属，而吴兄凝轩则力赞本方之得。师曰：大论云："伤寒，阳脉涩，阴脉弦，法当腹中疼痛，先于小建中汤，若不差者，小柴胡汤主之。"我今不待其不差，先其时加柴芩以治之，不亦可乎？况妇人经水之病，多属柴胡主治。摘自：曹颖甫.经方实验录［M］.上海：上海科学技术出版社，1979：62-63.

2.董廷瑶医案：曹某某，男，11岁。一诊（1972年7月1日）：腹痛反复发作，已有年余。近日寒热不已，其腹痛时作时止，大便或泄或干，有时便血，纳谷不佳，面色萎黄，形体消瘦，脉虚软，舌淡无苔。西医外科诊为节段性小肠炎。此为太阴虚寒，营卫失和，脾不摄血。治用小建中汤。处方：桂枝3g，白芍9g，煨姜3片，红枣5枚，炙甘草3g，饴糖（冲）30g。4剂。二诊（7月15日）：腹痛已和，便中带血，低热不退，纳谷尚少，脉舌同前。原法不变，增以补气。上方加党参6g，黄芪9g。4剂。三诊（7月19日）：痛除血止，面色转润，但大便不实，胃纳较差，脉沉，舌淡苔润。此中下虚寒，须温里扶阳。拟附子理中汤加味主之。处方：党参6g，焦白术9g，姜炭3g，炙甘草3g，陈皮3g，淡附片4.5g，淮山药12g，煨木香3g。5剂。四诊（7月24日）：大便已调，胃纳亦开，但时有低热起伏，脉细舌淡。仍须以甘温退虚热，再拟小建中加味。处方：桂枝3g，白芍9g，煨姜3片，红枣5枚，炙甘草3g，饴糖（冲）30g，党参9g，焦白术9g，云苓9g，淮山药12g。5剂。药后热退而安。经西医复查，认为病情基本痊愈而出院。按：本例腹痛时作，大便常泄，面色萎黄，脉软舌淡，属脾土虚寒之证。但又有寒热不已，及下便血。从辨证看，前者是化源不足，营卫失调所致；后者是脾虚统血失职而成。小建中汤证有"悸衄，手足烦热"诸症，前贤亦屡有指出，本方可用于阳不摄阴之多种失血（见《圣济总录》、《济阴纲目》等）。故本例用小建中汤腹痛即解；二诊增益气之品，便血亦止。此时改用附子理中，盖因大便不实，乃系脾阳虚之证。便调之后，低热未退，仍用小建中兼可和营卫以退虚热，终于病痊而安。摘自：董廷瑶.小建中汤治愈小儿虚寒腹痛介绍［J］.中医杂志，1980（12）：36.

黄芪建中汤

【原文】虚劳里急，诸不足，黄芪建中汤主之。（于小建中汤内加黄芪一两半，余依上法。气短胸满者加生姜，腹满者去枣，加茯苓一两半，及疗肺虚损不足，补气加半夏三两。）

【释义】本方主证，除"虚劳里急"（即小建中汤证）外，更加"诸不足"三字，说明本方虚劳的程度较小建中汤证更甚，是论虚劳重证的证治，但不论是气、血、阴、阳各种虚损不足之证，都可用此方治之。该方是小建中汤加黄芪而成，可知其所主证候除虚劳里急外，当有小建中汤的各种见证，且病情更重一层，还可出现自汗、短气、身重、纳呆等症。本方重用黄芪培补元气，且有"充虚塞空"之专长，以增补虚益气之力；合小建中汤建中补阴益阳。如此，则补益中土，温养脾胃之功较小建中汤优胜。

【临床应用】由于黄芪建中汤由小建中汤加黄芪组成，故其临床运用与小建中汤类似，但从近年的临床资料来看，主要被用于治疗消化道溃疡、慢性胃炎、食管炎、过敏性鼻炎、化脓性中耳炎、粒性白细胞减少症、心律失常等疾病见于本证者。

【案例】

1.平世昌医案：杨某某，女，25岁。于今年三月上旬，自觉精神倦怠，午后烘热如潮，开始不以为意，照常工作，渐至潮热加重，至某某医院门诊治疗，经胸部透视诊断为浸润型肺桔核，服异烟肼等药未见好转。近三个月来，胃纳不馨，形体日益消瘦，面色无华，经水不行，大便溏薄，日行三四次，便时腹痛隐隐，脉来细数，病涉损途，不可小视。治拟建中扶脾，和调阴阳，仿仲景法：生黄芪四钱，川桂枝一钱，生白芍四钱，炙甘草一钱，老姜片一钱，大红枣四钱，太子参一钱，生白术三钱，焙山药五钱，炒谷麦芽各三钱，连服五剂，胃纳略增，便泄亦止，仍依原法出入，继服十二剂，诸症逐渐稳定，再以培土生金法，以善其后。按：虚劳一证，大抵可以分为阳虚、阴虚及阴阳两虚三种类型，临床应用本方于阳虚或阴阳两虚者，辄能应手。观病者面白形瘦，神倦胃呆，便溏腹痛，此阳气虚也；午后烘热绵绵，虚阳浮也；经水不行，气血不能运行故也。属阳虚之虚劳证，故用黄芪建中汤为主治。药证相合，病邪即退。摘自：平世昌.黄芪建中汤的临床应用［J］.江苏中医，1965（04）：30-31.

2.贺盘良医案：患者，男，39岁，1997年5月12日初诊。患者有上腹痛病史8年。经常不规则口服雷尼替丁、猴头菌片等。近月来因食毛笋、白酒之类，导致上腹痛明显加重，伴有腹胀、便溏。舌质淡，苔薄腻，脉濡细。胃镜检查示十二指肠球部溃疡（活动期）。中医辨证属胃脘痛（脾胃虚寒）。治宜温中健脾养胃。施治以黄芪建中汤，生姜易炮姜9g，加降香6g，煅瓦楞子30g。每日1剂。忌生冷硬性食物及白酒等。连服20剂。胃镜复查球部溃疡已基本愈合，续服10剂，随访2年未复发。摘自：贺盘良.黄芪建中汤治疗十二指肠溃疡118例体会［J］.现代中西医结合杂志，2001，10（9）：852.

八味肾气丸

【原文】虚劳腰痛，少腹拘急，小便不利者，八味肾气丸主之。八味肾气丸：干地黄八两，山茱萸、薯蓣各四两，泽泻、茯苓、牡丹皮各三两，桂枝、附子（炮）各一两。上八味，末之，炼蜜和丸梧子大，酒下十五丸，日再服。

【释义】腰为肾之外府，肾病必外应于腰，既言虚劳腰痛，表明此属久病劳伤，肾脏亏损之腰痛。原文中"少腹"宜作"小腹"理解，理由有三：其一，从脏腑经络与体表位置的相应关系看，小腹为膀胱所居之处，肾与膀胱相表里，故小腹又为肾所主，而少腹为肝经循行之所。其二，本书亦有将少腹借指小腹的佐证：如《妇人杂病篇》第十三条"妇人少腹如敦状"。其三，古时"少"亦与"小"可通。所以，若病机主要涉及肾的少腹"宜作"小腹"解；而主要涉及肝的，则"少腹"照原字义理解。肾气虚，不能温养膀胱，致膀胱气化不利，所以小腹拘急不舒，小便不利。此属肾气虚之虚劳病，故用温阳化气的八味肾气丸主治。

【临床应用】肾气丸在临床运用广泛，其主要涉及的病证范围：肾主水、肾主生殖、肾主纳气等方面表现为肾气虚寒的病证。另外，在2型糖尿病引起的诸多并发症如糖尿病肾病、糖尿病视网膜损害，前列腺炎、前列腺增生及抗衰老等方面也有许多文献报道。

【案例】

1.赵淑炳医案：罗某某，男，45岁，1976年4月初诊。主诉：短气咳喘小便不利。病史：2年多来经常咳吐涎沫，短气而喘，时轻时重往往因气候变化，偶一不慎，立即出现形寒肢冷，腰膝酸楚，咳喘短气加剧，甚则不能平卧，小便短少，虽不断用理肺止咳等法治疗，但短气小便不利等证始终存在着。这次就诊：咳吐涎沫，短气，有不相接续之象，倚息不得卧，小便不畅，背痛腰疼，时脐下动悸，舌淡，苔白，脉沉弦无力。按：患者始于中阳不运，继而下焦肾阳虚不能化水，日久饮邪上泛，故咳喘短气。形寒肢冷，乃失肾阳之温煦，小便不利，是肾阳虚气化不行所致，总之，饮邪在肾无余蕴矣。因此，用肾气丸汤剂温肾化饮，连服月余，上述诸证，逐渐好转，以致痊愈。摘自：赵淑炳，江淑安.金匮肾气丸的运用［J］.湖北中医杂志，1979（01）：37－38.

2.廖军医案：患者谢某，男性，65岁。主诉：尿频、尿急、尿不畅。既往有"前列腺肥大"病史。刻诊：患者形体消瘦，面色灰暗，四肢欠温，少腹有坠胀感，时有尿意，平素腰膝酸痛，苔白腻，脉沉细而微。辨证属下焦虚冷，肾气（阳）不足，治当温补肾气，佐以固涩，予金匮肾气丸加味。方药：熟地10g，山茱萸10g，怀山药20g，丹皮10g，茯苓10g，泽泻10g，桂枝6g，淡附片6g，菟丝子10g，肉苁蓉10g，五味子10g，益智仁15g。7剂后，症状有所改善，未尿失禁。14剂后改善明显，尿频、尿急症状基本消除。后改服金匮肾气丸成药善后。摘自：廖军.金匮肾气丸治疗老年病的临证体会［J］.上海中医药杂志，2005，39（12）：30.

薯蓣丸

【原文】虚劳诸不足，风气百疾，薯蓣丸主之。薯蓣丸方：薯蓣三十分，当归、桂枝、曲、干地黄、豆黄卷各十分，甘草二十八分，人参七分，芎䓖、麦门冬、芍药、白术、杏仁各六分，柴胡、桔梗、茯苓各五分，阿胶七分，干姜三分，白敛二分，防风六分，大枣百枚（为膏）。上二十一味，末之，炼蜜和丸，如弹子大，空腹酒服一丸，一百丸为剂。

【释义】虚劳之人，阴阳气血诸不足，兼感邪风客气，致生百病。人的元气在肺，元阳在肾，亏损则难于速复，全靠后天之谷气资益其生。因脾胃为后天之本，气血营卫生化之源；气血阴阳诸不足，非脾胃健运，饮食增加，则无由资生恢复。故方用薯蓣（山药）为君，专理脾胃；以人参、白术、茯苓、干姜、豆黄卷、大枣、神曲、甘草助之益气调中，除湿；以当归、川芎、芍药、地黄、麦冬、阿胶养血滋阴；以柴胡、桂枝、防风去邪散热；以杏仁、桔梗、白敛下气开郁。惟恐虚而有热之人，滋补之药拒而不受，故宜宣其邪热，开其逆郁，使气血平顺，补益得纳，方可奏效。诸药合用，共奏扶正祛邪之功。薯蓣丸属气血双补、营卫兼调的方剂，后世的四君子汤、补中益气汤、升阳益胃汤、参苓白术散等方均在此基础上发展而来的，但不如本方之扶正祛邪，两得其宜。

【临床应用】本方应用于慢性脾虚胃弱，气血不足兼有风气诸疾，如头晕、目眩、腰酸、背痛、肢冷麻木、产后风湿，或大病后周身疼痛，疲惫无力等症；亦可用于周期性麻痹、重症肌无力之早期患者。并对产后受风、虚人长期反复感冒、老年体虚等也有疗效。

【案例】

1.黄煌医案：周某，男，55岁。初诊日期：2009年5月16日。患者确诊直肠癌3个月，已行化疗5次，拟再行化疗；来诊之前坚持服用外院中药，化疗期间未呕吐，体重未减反增。刻诊：形肥神疲，面色黄暗，大便细如鸡屎，便次频，每日约10次，纳、眠尚可；舌淡，脉细。查体：体重66.6kg。既往有甲状腺功能亢进、血糖偏高史20年。近日查血常规，示：白细胞2.3×10^9/L。西医诊断：直肠癌。中医诊断：积证。辨证：正虚瘀积。治法：调补气血。处方：山药15g，红参6g，白术10g，茯苓10g，生甘草5g，当归10g，白芍药10g，川芎5g，生地黄10g，柴胡10g，肉桂10g，阿胶10g，麦冬15g，杏仁10g，桔梗5g，神曲10g，大豆黄卷10g，干姜5g，防风10g，大枣30g。每日1剂，水煎，分2次服。患者坚持服用薯蓣丸达半年之久，化疗顺利，面色红润，精神可；大便每日3~5次，成形。血常规示白细胞恢复正常（曾使用促粒素升高白细胞），体检肿瘤标志物亦正常。于原方中加入麦芽15g，继续调理。按：此案亦可选柴苓汤调理体质，但考虑到患者津水滞留体内与正虚关系密切，且舌淡、脉细而乏力是虚损的重要方证依据，故仍选用薯蓣丸。此案可以看出薯蓣丸调理体质的普适性和薯蓣丸方证的宽泛性。经方医学的着眼点是人，而体质是病的存在根本。摘自：薛蓓云，李小荣，黄煌.黄煌运用《金匮要略》薯蓣丸治疗肿瘤验案分析［J］.上海中医药杂志，2010，44（12）：24-26.

2.黄泰生医案：邹某，女，24岁，农民，1984年8月28日诊。低热半年余，持续在37.4～38℃，午后稍高，伴心悸、头昏、疲乏，食后上腹饱胀，右胁下隐痛，劳累后发热加重。询问起病之初乃因经期发热下水田而起，舌质淡红，苔白腻，脉细数。此乃脾胃先虚，复感风湿热之邪为患，浊气内蕴中焦，少阳机枢不利，清浊升降受阻致发热缠绵不已。应先扶脾复正，兼散风祛湿，理气开郁为治。处方：淮山药、黄芪、熟地各15g，茯苓、防风、白芍、神曲、泽泻各12g，扁豆、薏苡仁各10g，柴胡、当归、陈皮各8g，桂枝、川芎各4g，太子参20g。5剂后热退，诸症减，续服5剂精神好转，再进5剂以固疗效。现参加田间劳动，体力如常。按：本病为内外合邪，脾胃之气先虚，复感外邪为病，单用祛风胜湿，调和营卫或淡渗分利，甘温除热均不切病情，治应标本兼顾。以山药调理脾胃，黄芪、太子参、茯苓、神曲、陈皮益气调中，当归、川芎、白芍、熟地养血滋阴，柴胡、桂枝、防风祛风散邪，泽泻、扁豆、薏苡仁淡渗利湿。脾胃健运，清浊升降得宜，风湿之邪得解，则缠绵之热得清。摘自：黄泰生.经方治验二则［J］.新中医，1986（10）：21-22.

酸枣仁汤

【原文】虚劳虚烦不得眠，酸枣仁汤主之。酸枣仁汤方：酸枣仁二升，甘草一两，知母二两，茯苓二两，芎劳二两。（《深师》有生姜二两）上五味，以水八升，煮酸枣仁，得六升，内诸药，煮取三升，分温三服。

【释义】本方主治虚烦不得眠，脉见弦细。肝藏血、舍魂。虚劳之人，肝气不荣，肝血不足，不能藏魂。肝有相火内寄，而烦自心生，心之动则相火随之而动，血虚内热则魂无所归，故虚烦而致不得眠。且肝为心之母，母能令子虚，肝血不足，心失所养，亦可导致心神不安，心火易动。脉弦细，为肝血不足之象。故本方从肝施治，重用酸枣仁，酸甘而平，入心肝经，养血安神，为主药；辅以川芎辛温，疏肝气，更好地发挥养血调肝之效；茯苓甘平，助主药宁心安神，且能培土以荣木，知母苦寒，清热除烦，又能缓和川芎温燥之性，共为佐药；甘草培土缓肝，调和诸药。正如徐彬所云："以酸枣仁之入肝安神多为君，川芎以通肝气之郁为臣，知母凉肺胃之气，甘草泻心气之实，茯苓导气归下焦为佐。虽为虚烦，实未尝补心也，诸药合用，则血生热清，魂归神安，故虚烦当除，睡眠自宁。"

【临床应用】临床常用于失眠与精神障碍的治疗，根据辨证，老年性失眠常合用百合地黄汤、更年期失眠合用甘麦大枣汤、顽固性失眠合用血府逐瘀汤、痰热失眠合用温胆汤等。临证加减，失眠甚者，加夜交藤；头晕耳鸣，口干津少，五心烦热者，加玄参、麦冬；肝郁化火者，加龙胆草、柴胡、黄芩；痰热内扰者，加黄连、竹茹、山栀；阴虚火旺者，加黄连、阿胶、柏子仁；心脾两虚者，加黄芪、党参、当归；心虚胆怯者，加太子参、煅龙骨、茯神。

【案例】

蒲辅周医案：许某某，女，已婚，干部，1960年9月24日初诊。患者素有头晕目眩，汗多，一星期前突然昏倒，不省人事，当时血压80/20毫米汞柱。经医务所大夫急救，很快即醒，是后仍心慌、气短、头晕、目眩、嗜睡，汗多，以夜间汗出更甚，食欲尚佳，二便及月经正常。曾经针灸治疗过二月余，并服过归脾汤加川断、巴戟天、牡蛎、浮小麦、枸杞子、小茴香等，未见显效，脉两寸尺沉细有力，两关弦数，舌质正常无苔，认为属肝热阴虚，肝阳不潜，兼心血不足，治宜滋阴潜阳，兼养血宁心的酸枣仁汤加味。处方：酸枣仁三钱，知母一钱，川芎一钱，茯神二钱，炙甘草一钱，白蒺藜三钱，珍珠母（打）四钱，石决明（打）四钱，女贞子三钱，怀牛膝二钱，地骨皮二钱，龟板（打）四钱，连服数剂。同年10月6日二诊：服药后诸症见好，汗出大减，尚有心慌及疲乏感，饮食及二便正常，改为丸剂以滋阴养血为主而缓治之。按：本例汗症，素体阴虚，故头晕目眩，甚则昏倒，是后汗多，以夜间更甚。由阴虚而营阴不固，肝阴既虚，肝阳则不潜，加之心血不足。汗为心之液，今肝热，心虚而汗出，所以用滋阴潜阳、养心安神之剂，而收敛汗之功。摘自：蒲辅周.蒲辅周医案［M］.北京：人民卫生出版社，1972：30-33.

大黄䗪虫丸

【原文】五劳虚极羸瘦，腹满不能饮食，食伤、忧伤、饮伤、房室伤、饥伤、劳伤、经络营卫气伤，内有干血，肌肤甲错，两目黯黑，缓中补虚，大黄䗪虫丸主之。大黄䗪虫丸方：大黄十分（蒸），黄芩二两，甘草三两，桃仁一升，杏仁一升，芍药四两，干地黄十两，干漆一两，虻虫一升，水蛭百枚，蛴螬一升，䗪虫半升。上十二味，末之，炼蜜和丸小豆大，酒饮服五丸，日三服。

【释义】"五劳"，《素问·宣明五气篇》："久视伤血，久卧伤气，久坐伤肉，久立伤骨，久行伤筋，是谓五劳所伤"。此五伤与五脏有关，所以有"五劳"即五脏劳伤之说。食伤、忧伤、饮伤、房室伤、饥伤、劳伤、经络营卫气伤被简称为七伤。五劳七伤皆可导致人体虚损。"虚极羸瘦"提示其虚损已累及气血阴阳的各个方面。肌肤甲错，两目黯黑是瘀血内停之证。至于腹满不能饮食，则是脾胃运化失常的表现。此病或因久虚致瘀，或由瘀久致劳。不但虚劳是长期慢性病症，由于瘀血已为"干血"，说明瘀亦停留体内日久。因为病势缠绵，病程久长，病情深痼，于邪于正，在急切之间，都难以取效，故方取丸剂，小量久服，以冀缓缓取效。因不属急则治标之法，故组方皆标本兼顾，攻补兼施之类，可保祛邪不伤正，扶正不留瘀。

【临床应用】临床多用于慢性病毒性乙型肝炎、心脑血管疾病、脂质代谢紊乱、糖尿病微血管病变、慢性阻塞性肺疾病、皮肤病、恶性肿瘤、前列腺增生、陈旧性肛裂、急性胆囊炎、乳腺增生、盆腔包块等病症而证见本方者。

【案例】

柯岩医案：刘某某，男性，30岁，工人。1990年5月3日，因右胁下隐痛半年，入院求医。于1989年12月初即无明显诱因自觉右胁下隐痛，但能忍受，故未引起本人注意，也未进行检查和治疗。入院时症见：右胁下隐痛，食欲不振，面色萎黄，舌尖红，苔白，脉弦滑。经肝脏CT检查所见，"于第3层，肝右叶内见0.5cm×0.5cm小低密度影，肝表面光滑，各叶大小及形态正常"。CT诊断肝右叶小囊肿。立即投以大黄䗪虫丸，每次1丸，每日3次口服，连服一个月后，CT复查："肝脏CT平扫未见异常"。患者痊愈出院。按：据现代药理研究认为，方中的䗪虫和虻虫有抗凝血和溶血栓的作用。大黄、黄芩浸剂煎剂及桃仁均可使血管扩张，改善血流动力学。动物试验其䗪虫的提取物地黄煎剂和黄芩提取物黄芩苷、葡萄糖醛酸、黄芩素及甘草对肝损伤均有解毒保肝作用。病理观察本方可使肝细胞坏死和肝小叶结构破坏减轻。摘自：柯岩，眭承志，张丽颖等.大黄䗪虫丸治疗肝囊肿［J］.中医药学报，1993（03）：10.

甘草干姜汤

【原文】肺痿吐涎沫而不咳者，其人不渴，必遗尿，小便数，所以然者，以上虚不能制下故也。此为肺中冷，必眩，多涎唾，甘草干姜汤以温之。若服汤已渴者，属消渴。甘草干姜汤方：甘草四两（炙），干姜二两（炮）。上㕮咀，以水三升，煮取一升五合，去滓，分温再服。

【释义】肺痿病人吐涎沫，不咳嗽，口不渴，必见遗尿，小便频数。这是由于上虚而不能制下的缘故。是因为肺中虚寒，必见头眩，多唾涎沫，治用甘草干姜汤温补。如果服药后出现口渴，则属消渴。

【临床应用】临床多用于胃脘痛、胃脘作胀、肠鸣腹泻、吐酸、眩晕、鼻衄、吐血、遗尿、劳淋、吐涎沫、咳喘、经期腹痛、胸背彻痛以及肺叶不张等症见脉迟、舌淡、苔白、不渴、无热、恶寒，方为得当。

【案例】

1.赵明锐医案：李某某，女，65岁。患者形体肥胖，平素即不喜饮水，面部及下肢间有水肿，食稍有不适时即肠鸣腹泻，由此脾胃阳虚可知。一个多月以来，无明显诱因忽唾液增多，唾出量一日一夜一碗多。脉象沉迟，舌淡而胖，并有齿印。曾给服吴茱萸汤及五苓散数剂，病情不但不减，还续有增加。后宗《伤寒论》之意，诊为肺胃虚寒，津液不能温布，故频频吐出。遂改用甘草干姜汤治之，处方：炙甘草15g，干姜15g。水煎服，1日1剂，连服5剂痊愈。按：本例吐涎沫患者，是因中焦阳虚与肺冷而成，尤其是以肺冷为最，肺阳不足不能温布津液所致。在治疗方面，应以温肺助阳为主，前服五苓散、吴茱萸汤都是治胃寒、逐水饮之药。用以治疗此病，似是而非，故服之无效。所谓差之毫厘，谬之千里也，后改用甘草干姜汤应手取效。故在临床上如辨证不确，虽为小疾，也难以起效。摘自：赵明锐.经方发挥［M］.太原：山西人民出版社，1982：151-153.

2.赵守真医案：刘某，男，30岁。患遗尿证甚久，日间有遗出，夜则数遗无间，良久为苦。医认为肾气虚损，或温肾滋水而用桂附地黄汤；或补肾温涩而用固阴煎；或以脾胃虚寒而用黄芪建中汤、补中益气汤。其他鹿茸、紫河车之类，均曾尝试，有效有不效，久则依然无法治。吾见前服诸方于证尚无不合，何以投之罔效？细诊其脉，右部寸关皆弱，舌白润无苔。口淡，不咳唾涎，口纳略减。小便清长而不时遗，夜为甚，大便溏薄。审系肾、脾、肺三脏之病，但补肾温脾之药，服之屡矣，所未能服者，肺经之药耳。复思消渴一证，肺为水之源，水不从于气化，下注于肾，脾肾而不能制约，则关门洞开，是以治肺为首要，而本证亦何独不然？景岳有说："小水虽利于肾，而肾上连肺，若肺气无权，则肾水终不能摄。故治水者必治气，治肾者必先治肺。"本证病缘于肾，因知有温肺以化水之治法。又甘草干姜汤证原有遗尿之源，更为借用有力之依据。遂给予甘草干姜汤：炙甘草24g，干姜（炮透）9g，日2帖。3日后，遗尿大减，涎沫亦稀。再服五日而诸症尽除。然以日服药16帖，意愈此难治之证，诚非始料所及。摘自：赵守真.治验回忆录［M］.北京：人民卫生出版社，1962：75-77.

射干麻黄汤

【原文】咳而上气，喉中水鸡声，射干麻黄汤主之。

射干麻黄汤方：射干十三枚（一云三两），麻黄四两，生姜四两，细辛、紫菀、款冬花各三两五味子半斤，大枣七枚，半夏大者（洗）八枚（一法半升）。上九味，以水一斗二升，先煮麻黄两沸，去上沫，内诸药，煮取三升，分温三服。

【释义】本证是由于痰饮阻滞气机，气道壅塞，喘息不调，呼吸不利，寒饮内停，复感外邪而诱发。症为咳嗽气逆，喉中痰鸣如水鸡声。治宜宣肺散寒，化饮降逆平喘，方用射干麻黄汤。麻黄散寒宣肺平喘；射干降逆平喘利咽喉；冬花、紫菀止咳化痰；姜枣健胃以助化饮。共奏平喘散寒，止咳化痰之功。正如喻家言所言："上气而作水鸡声，乃是痰碍其气，气触其痰，风寒入肺之验耳，发表、下气、润燥、升痰，四法萃于一方，用以分解其邪，不使之合，此因证定药之一法也。"

【临床应用】本方为治冷哮之祖方，适用于内饮外寒，肺气上逆之喘咳者。对哮喘、喘息性支气管炎、支气管肺炎、百日咳等病以咳喘喉中痰鸣、痰多、咳重、胸闷、不渴，脉或弦或滑或濡，舌苔白腻或滑，痰色白为特征者，不论老幼，均有较好的疗效。临证加减，久咳不止，或产后喘咳，颈项生痰，瘰疬累累如串珠者，去细辛、五味子，倍射干加皂荚有效；胸膈满闷者，加杏仁、厚朴；痰涎壅盛者，加苏子；水肿者，加桑白皮、葶苈子；痰涌喘逆不得卧者，加葶苈子泻肺涤痰，并可酌配杏仁、苏子、白前、橘皮等化痰理气；热甚者，去生姜、大枣、细辛，加石膏、桑白皮、鱼腥草；咳喘甚者，加葶苈子；食积纳差者，去大枣，加山楂、神曲、二芽。

【案例】

1.陈金广医案：陈某某，男，41岁，周口镇北郊公社陈滩大队第四队社员，1965年8月1日就诊。患哮喘3年余，起初多于外感风寒后发作，以后逐渐加重，一年多未参加体力劳动。除哮喘外常感四肢不温、食少、乏力、气短。近几天因稍感风寒，症又加重，喘急胸闷，张口抬肩，咳嗽吐稀白痰，恶寒，气短，不欲食，面色萎黄，形体消瘦，脉浮，舌苔薄白，体温不高，两肺满布哮鸣音。此例患者复感风寒之邪，但因病久正气已虚，治当祛邪扶正，投以加味射干麻黄汤并重加补气助阳之品。射干四钱，麻黄三钱，细辛一钱，紫菀四钱，冬花四钱，半夏三钱，五味子三钱，杏仁四钱，白前三钱，黄芪一两，白术六钱，制附子四钱，肉桂三钱，生姜五片，大枣五枚。每天一剂，分早晚服。上方服三剂后，咳喘诸症皆除，饮食增进，唯仍感短气、乏力。后自己注意饮食，增强营养而完全康复。

摘自：陈金广.加味射干麻黄汤治疗风寒哮喘［J］.河南中医学院学报，1978（04）：38-39.

2.谭日强医案：蒋某某，女，22岁。患支气管哮喘有年，遇寒即发，胸闷憋气，呼吸困难，脸色苍白，喉间痰鸣如水鸡声。患者素体比较瘦弱，月经色淡量少，舌苔薄白，脉浮紧，此寒饮郁肺，寒迫气道，拟散寒涤饮，宣肺平喘，发作时用射干麻黄汤：射干10g，麻黄3g，生姜3片，细辛3g，五味子5g，紫菀10g，款冬花10g，法半夏10g，大枣3枚，以治其标；休止时用参桂鹿茸丸，以固其本。调理一冬季，至今已5年未发。摘自：谭日强.金匮要略浅述［M］.北京：人民卫生出版社，1981：118–120.

厚朴麻黄汤

【原文】咳而脉浮者，厚朴麻黄汤主之。厚朴麻黄汤方：厚朴五两，麻黄四两，石膏如鸡子大，杏仁半升，半夏半升，干姜二两，细辛二两，小麦一升，五味子半升。上九味，以水一斗二升，先煮小麦熟，去滓，内诸药，煮取三升，温服一升，日三服。

【释义】条首仅用一"咳"字，当是咳嗽上气无疑，这是古文的省笔法。咳而脉浮的"浮"字，既指脉象，同时也是病机的概括，邪从外入，风寒束表可见浮脉；邪由内出，病邪向上而盛于上时，亦可见浮脉。可知本条病机是病近于表而又邪盛于上，并不一定挟有表邪。此外，本方以厚朴为君药，可知除咳而脉浮之外，应有胸满证。《千金要方·卷十八》："咳而大逆上气，胸满，喉中不利，为水鸡声，其脉浮者，厚朴麻黄汤方。"据此，足以说明本条之厚朴麻黄汤旨在散饮降逆，止咳平喘。方中麻黄、厚朴、杏仁宣肺泄满而降喘逆；干姜、细辛、五味子、半夏祛寒化饮而止咳嗽；石膏清热除烦，小麦安中养正。

【临床应用】临床常用于急性支气管炎、支气管哮喘、上部呼吸道感染等症见咳嗽喘逆，痰声漉漉，胸满烦躁，倚息不能平卧，口渴，苔滑，脉浮数等。临证加减：

风邪表邪过盛者，加桂枝、紫苏，减少石膏用量；气喘，咳嗽，咳黄痰或白稠痰，属痰热者，去干姜、细辛，加竹沥、桑白皮、地骨皮；喘满，干咳少痰，舌质红，脉沉细，属阴虚者，去干姜、细辛，加百合、生地、沙参、麦冬；胸闷，喘咳，腰膝无力，属上盛下虚者，加生地、冬虫夏草、沉香、五味子以补肾降气；喘咳，面目浮肿，脉弱，属气虚者，加黄芪、防己；口唇爪甲发绀，属心阳不足，瘀血内阻者，加桂枝、丹参、红花通阳活血。

【案例】

1.赵守真医案：朱某某，患咳嗽，恶寒头痛，胸满气急，口燥烦渴，尿短色黄，脉浮而小弱。据证分析，其由邪侵肌表，寒袭肺经，肺与皮毛相表里，故恶寒而咳；浊痰上泛，冲击于肺，以致气机不利，失于宣化，故胸满气促；烦渴者为内有郁热，津液不布，因之饮水自救；又瘀积中焦，水不运化，上下隔阻，三焦决渎无权，故小便色黄而短；脉浮则属外邪未解，小弱则为营血亏损，显示脏器之不足，如此寒热错杂内外合邪之候，宜合治不宜分治，宜疏表利肺降浊升清之大法，因处以金匮厚朴麻黄汤。其方麻黄、石膏合用，功擅辛凉解表，而且祛痰力巨；厚朴、杏仁宽中定喘，辅麻黄、石膏以成功；干姜、细辛、五味子温肺敛气，功具开合；半夏降逆散气，调理中焦之湿痰；尤妙在小麦一味补正，斡旋其间，相辅相需，以促成健运升降诸作用。但不可因麻黄之辛，石膏之凉，干姜之温，小麦之补而混淆杂乱目之。药服三剂，喘满得平，外邪解，烦渴止。再二剂，诸恙如失。摘自：赵守真.治验回忆录［M］.北京：人民卫生出版社，1962.：29-32.

2.赵锡武医案：潘某某，男，74岁，1964年11月7日入院。咳喘反复发作已10余年，每次因感冒后诱发喘息，先后入院四次。症见喘咳不能平卧，张口抬肩，咳嗽痰多，吐黄色稠痰。检查：体温38.3℃，呈半卧位，两肺闻及干性啰音，肺底部有小水泡音，肺线位于第6肋间，呈桶状胸，胸部X摄片，显示右肺上叶炎症，考虑为老年性肺气肿，合并支气管感染。症见脉细数，舌质暗，苔薄微黄，乃肺经蕴热，邪热与痰浊互结，加之平素肾气不足，以致肺肾同病，先拟清热泻肺，止咳平喘，厚朴麻黄汤加减。厚朴12g，半夏24g，麻黄6g，杏仁18g，生石膏45g，黄芩20g，生姜9g，细辛6g，五味子6g，橘红15g，芥穗15g，茯苓9g，芦根30g。服首剂药后，咳喘即减轻，一日分4次服。连服7剂后，咳喘基本消失，患者能平卧，夜能入睡，两肺干湿性啰音消失，体温37℃。脉弦细，两尺无力，乃肺肾两虚之证。拟肺肾同治，上方去生姜、细辛、五味子、芥穗、芦根，加黄芪、仙茅、仙灵脾、肉桂引火归元，固表补肾，40余天未再见喘息发作，精神转佳，两肺（-），X线摄片，左肺上叶阴影明显吸收好转，病情稳定出院。摘自：张问渠.赵锡武老中医治疗咳喘的临床经验［J］.新中医，1980（03）：11-13.

麦门冬汤

【原文】火逆上气，咽喉不利，止逆下气者，麦门冬汤主之。麦门冬汤方：麦门冬七升，半夏一升，人参二两，甘草二两，粳米三合，大枣十二枚。上六味，以水一斗二升，煮取六升，温服一升，日三夜一服。

【释义】"火逆上气"是言其病机。本病的发病原因，是由肺胃津液枯燥，虚火上炎所致。因为津伤则阴虚，阴虚则火旺，火旺则上炎，上炎则灼肺，灼肺则气逆，气逆则咳喘，这一系列虚火咳喘的病理变化过程，仲景把它概括为"火逆上气"四字。"咽喉不利"是说明症状。本病除咳嗽外，尚应有咽喉干燥不利，咯痰不爽等。因咽喉为肺胃之门户，肺胃虚火上灼咽喉，则咽喉不润，故燥痒不利，或咽中如有物梗。其他，如口干欲得凉润，舌光红少苔，脉象虚数等症，亦必相应出现。"止逆下气"是言治则。"止逆下气"的治则是根据"火逆上气"的病机来确定的。炎上之火得止，逆上之气得降，则喘咳之证得平。

【临床应用】本方主治虚热肺痿。此外，劳嗽不愈，胃虚呕吐，津枯噎膈，大病差后咽燥虚喘等，凡病机属阴虚挟痰的，随证加减，均有良效。西医学的慢性咽炎、慢性支气管炎、百日咳、肺结核、矽肺等表现为肺阴亏虚，虚火上炎者，均可用此方治疗。此方也可以养胃阴，慢性胃炎、胃及十二指肠溃疡，表现为胃阴虚者用之有良好的效果。临床还有报道用此方治疗糖尿病、妊娠咳逆，尤其对鼻咽癌、肺癌、喉癌、食管癌放射治疗后出现的口干、咽干、舌红少津等毒副反应，也能获得良好的疗效。临证加减：津伤甚者，可酌加沙参、肥玉竹、枸杞子以养肺胃之阴；潮热者，酌加银柴胡、地骨皮、白薇以清虚热；热病余热未尽，口干者，加石斛；消渴身热，喘而咽喉不利者，可加天花粉；大便干者，加火麻仁或兼用调胃承气汤；低热者，加白薇；咳嗽重者，加川贝、瓜蒌仁；干咳劳嗽者，加竹茹、枇杷叶、橘叶之类；火逆甚者，加竹叶、石膏。

【案例】

林长泰医案：陈某，男，41岁，1980年10月5日初诊。患者咳嗽一旬，干咳无痰，或痰不易咯出，鼻燥咽干，咳甚则胸痛，经治疗服药未效。胸透肺部无异常发现。舌光红，脉细数。病属肺阴不足所致，治宜滋阴润肺、化痰止咳为法，方以麦门冬汤加减：麦冬、粳米各15g，半夏、杏仁、桔梗各6g，沙参10g，甘草3g，大枣3枚。服药2剂后咳嗽大减，胸痛亦轻，原方再进4剂，诸症消失。按：该患者系风燥伤肺，津液被烁，肺阴不足而致干咳无痰。鼻燥咽干为燥邪灼伤津液。燥热伤肺，肺气不利，则频咳而胸痛。舌光红为阴不足，脉细数为阴虚有热。《景岳全书·咳嗽篇》说："外感之邪多有余，若实中有虚，则宜兼补以散之，内伤之病多不足，若虚中挟实，亦当兼清以润之。"故治用滋阴润肺、化痰止咳，方以麦门冬汤加减，使咳止病愈。摘自：林长泰.《金匮》麦门冬汤的临床应用［J］.浙江中医学院学报，1983（01）：31.

葶苈大枣泻肺汤

【原文】肺痈，喘不得卧，葶苈大枣泻肺汤主之。葶苈大枣泻肺汤方：葶苈（熬令黄色，捣丸如弹子大），大枣十二枚。上先以水三升，煮枣取二升，去枣，内葶苈，煮取一升，顿服。

【释义】肺痈的主证是"口中辟辟燥，咳即胸中隐隐痛，脉数实"。本条仅列"肺痈"二字于前，可知肺痈的主证必包括在内。今又见喘不得卧，说明风热病邪，浊唾涎沫，壅滞于肺，气机被阻，证属邪实气闭。因病在初期，正盛邪实，乘其痈脓未成之际，治以葶苈大枣泻肺汤泻肺中实邪，使其一击而去。方中葶苈苦寒滑利，能开泄肺气，具有泄水逐痰之功。又恐其峻猛，有伤正气，故佐以大枣之甘温安中，而缓和药性，使祛邪而不伤正，这与痰浊壅肺的咳逆上气证之皂荚丸用枣膏，悬饮病之十枣汤用大枣，其理相同。

【临床应用】临床多用于渗出性胸膜炎、心包炎、心包积液、肺脓肿、急慢性气管炎、哮喘性气管炎、百日咳、肺源性心脏病心力衰竭、风湿性心脏病心力衰竭、肺气肿等属肺实壅滞，气机被阻，喘息不得平卧而见本证者。

【案例】

1.吴立诚医案：张某某，女，61岁。患咳嗽病多年，每年秋冬发作，虽经治疗但逐年加重。1962年诊断为肺心病。接诊时慢性病容、神气衰微，萎靡不振，呼吸困难，不能平卧，面色紫黑，全身浮肿，身微热，汗出，小便不利，大便燥，心悸，食欲不振，咯大量黄黏痰。脉弦细而疾，舌质红干无苔。中医辨证实属肺气壅塞、痰浊内阻，心血瘀滞，虚实错杂，肺心为病。当宜破肺脏之郁结，以逐祛其邪。故投葶苈大枣泻肺汤（葶苈10g、大枣12枚），经服2剂疗效显著，咳嗽喘、心悸气短好转大半，经服4剂后能平卧，全身水肿消除三分之二，病情暂告缓解。按：慢性疾病，若经常频繁发作，可使人因病致虚，再偶招风寒邪气所犯，皆能促使病情急剧恶化。从中医辨证观点看，这些患者在平素虽然长期为虚证，但在急性发作时则出现气机闭塞，肺气被阻，痰涎壅塞，呼吸困难，喘息不得卧，暴露出一派虚中挟实的证候，投以葶苈大枣泻肺汤疗效甚为简捷。这也是本着中医治则中的"急者治其标，缓者治其本"的原则。摘自：吴立诚."葶苈大枣泻肺汤"的临床运用［J］.辽宁医学杂志，1976（02）：31–32.

2.林曲医案：符某某，女，73岁，龙楼公社人，1969年12月4日就诊。诉咳喘已十多天，近三天来病势加重，咳嗽频作，唾吐白沫，间有黄色脓痰，气息迫促，不能平卧，胸中隐痛，胃纳不进，仅时饮少许米汤。脉浮滑，重按无力，右寸稍弦而独盛。舌质干枯、苔白厚。此属太阴感受风寒，失于宣泄，郁久化热，痰热塞结气道，清肃无权，加之气津耗损，虚中夹实之候。治宜泻肺清热排痰以祛邪，补气生津以扶正。处方：葶苈三钱，大枣十枚，桑白皮四钱，苏子三钱，苇茎五钱，冬瓜仁七钱，桔梗二钱，川贝二钱为末冲服，花粉五钱，沙参八钱，生甘草二钱，党参两钱。服一剂症减，再服而喘息全定，能进饮食，尚微咳唾少许白沫，继处六君子汤加薏苡仁、杏仁、麦冬、枇杷叶，嘱服两剂而愈。摘自：林曲.葶苈大枣泻肺汤的临床运用〔J〕.新中医，1978（06）：42-43.

小青龙加石膏汤

【原文】肺胀，咳而上气，烦躁而喘，脉浮者，心下有水，小青龙加石膏汤主之。小青龙加石膏汤方（《千金》证治同，外更加胁下痛引缺盆）：麻黄、芍药、桂枝、细辛、甘草、干姜各三两，五味子、半夏各半升，石膏二两。上九味，以水一斗，先煮麻黄，去上沫，内诸药，煮取三升。强人服一升，羸者减之，日三服，小儿服四合。

【释义】本证之肺胀，是由于内有饮邪，外感风寒，风寒束肺，里饮挟郁热，壅滞于肺，而出现咳而气逆，喘息烦躁，寒饮不化而心下胃脘部有水饮停滞。治宜外散风寒，内化寒饮，兼清里热。方中麻黄配桂枝发散风寒表邪；配芍药调和营卫，配五味酸收敛肺止咳，以防发散太过；用干姜、细辛，温肺化饮祛寒；用半夏燥湿化痰以消饮；少量石膏以清膈热而除烦躁，使以甘草调和诸药。诸药配合使里饮得化，外寒得解，烦躁得平。

【临床应用】临床多用于肺气肿、慢性支气管炎、支气管哮喘，寒饮素盛，气候变化而诱发。临证加减：表证较轻者，去桂枝、白芍；喘甚者，加杏仁；外感已解，而咳喘未除者，去桂枝以减缓发散之力，麻黄用蜜炙以偏重宣肺平喘；因外感引发，饮邪郁而化热重者，去细辛、姜、桂，加桑白皮、黄芩、知母，石膏量加重，以清化痰热；慢性气管炎，证属外寒内饮挟热者，合千金苇茎汤，加鱼腥草。

【案例】

韩树人医案：张某某，男，55岁，1989年2月21日就诊。宿恙咳喘病史近20年，复发2月，经用多种抗生素治疗不效而就诊于中医。现症：咳嗽，咽痒，夜间气喘，不能安卧，喉间痰鸣有声，咯大量白色泡沫痰涎，夹黏丝难断，舌边尖红，苔薄白，脉弦滑。证系饮邪伏肺，郁而化热，肺失肃降。治宗仲景小青龙加石膏汤意，化饮清热，温清并用。处方：炙麻黄5g，桂枝5g，生石膏30g（先煎），射干10g，细辛3g，干姜3g，五味子6g，紫菀10g，佛耳草12g，5剂。2月27日复诊时述：服首剂药后，当晚咳嗽减轻，咯痰亦少。服完5剂，咳嗽、咯痰等症均已，唯稍劳仍气喘。此乃饮热得以清化，久病肺肾亏虚难复。故转方补肺纳肾，从本图治收功。按：小青龙加石膏汤是仲景治痰饮化热的著名方剂。临床运用此方时，应掌握两点：其一，患者当属饮邪为病，表现为吐大量泡沫痰液等症；其二，要有饮邪化热的征象，如夹有黏痰如丝难咯，或口苦，或心烦，或舌边尖红，或苔白微黄等。具此两点，投之即效。摘自：韩树人.运用经方治疗咳喘验案4则［J］.中国农村医学，1992（12）：42-43.

奔豚汤

【原文】奔豚气上冲胸，腹痛，往来寒热，奔豚汤主之。奔豚汤方：甘草、芎䓖、当归各二两，半夏四两，黄芩二两，生葛五两，芍药二两，生姜四两，甘李根白皮一升。上九味，以水二斗，煮取五升，温服一升，日三夜一服。

【释义】本条奔豚气是由肝气不舒，气郁化火，由冲脉上逆所致。气上冲胸说明病乃奔豚。腹痛、往来寒热说明此奔豚乃是肝郁化热之证。往来寒热是少阳症状，肝与胆互为表里，当肝气郁结化火，其气往往通过经脉而影响少阳，故有该症。但从临床来看，该症仅出现在本证的部分病例中，说明其不一定是必见之症。治疗当疏肝清热，降逆平冲，方用奔豚汤。方中甘李根白皮为治奔豚气之专品。考《外台》载治奔豚方共十三首，其中用李根白皮者即有八方。据《名医别录》记载："李根皮大寒，主消渴，止心烦逆，奔气"，可知本品有清热下气之功是主药；肝郁者宜散，故用生姜、半夏、生葛以散气降逆；肝气上冲急迫，所以用甘草以甘缓急；肝为藏血之脏，气郁则血郁，故用川芎、当归、白芍养血理血；肝郁化热，故用黄芩清热降火。惟药性偏寒，宜用于热性奔豚，如病情属寒者，则不宜用。

【**临床应用**】本证奔豚常由癔病、神经官能症等引起，亦可见于不典型的慢性胆囊炎、腹型癫痫综合征等。临证加减：胸胁苦满、身发寒热者，加柴胡、陈皮；冲气上逆甚者，加代赭石；脐下悸者，加云苓、槟片；便干难下者，加大黄、蜂蜜。奔豚汤临床尚有用于神经性头痛、慢性肠炎、经前期紧张综合征等的零星报道。临床研究表明，奔豚汤对心脏植物神经功能亦有调节作用。

【**案例**】

李翠萍医案：李某，女，38岁，农民。平素性情急躁，每遇困难常悲伤哭啼，近两年来，自觉有一股气从小腹上冲至咽喉，发作欲死，难以名状，寒热往来，腹满而痛，久治不效，舌淡苔薄黄，脉弦数。系肝气郁结，化热上冲之奔豚气，处方：李根白皮30g，葛根12g，当归6g，黄芩6g，川芎6g，半夏12g，白芍9g，生姜9g，甘草3g。6剂后，寒热已去，继服上方6剂痊愈，随访一年半未发。按：患者平素情志不畅，郁怒不舒，肝郁化火上冲。肝欲散，以生姜、半夏、生葛散之；肝苦急，以甘草缓之；川芎、当归、芍药理其血；黄芩、李根白皮下其气。共奏养血平肝，和胃降逆之功。摘自：李翠萍，马文侠.《金匮》方治疗妇科肝病举隅〔J〕.国医论坛，1987（04）：38.

茯苓桂枝甘草大枣汤

【原文】发汗后，脐下悸者，欲作奔豚，茯苓桂枝甘草大枣汤主之。茯苓桂枝甘草大枣汤方：茯苓半斤、甘草二两（炙）、大枣十五枚、桂枝四两。上四味，以甘澜水一斗，先煮茯苓，减二升，内诸药，煮取三升，去滓，温服一升，日三服。（甘澜水法：取水二斗，置大盆内，以勺扬之，水上有珠子五六千颗相逐，取用之。）

【释义】病者下焦素有水饮内停，气化不利，加之发汗过多，心阳受伤，因而水饮内动，以致脐下筑筑动悸，有发生奔豚的趋势，所以说："欲作奔豚"。治以茯苓桂枝甘草大枣汤通阳降逆，培土制水。应该指出，素有水饮不一定会发生奔豚气病，只有在阳气一伤再伤出现心阳虚的条件下，水饮才有内动而发生奔豚的可能。结合上条阳虚阴乘而发奔豚之论，可知阳虚是奔豚发作的主要因素，而素有水饮仅是次要因素，但是当水饮内动而出现欲作奔豚之势，此时水饮不去，则其病难治已。方中用茯苓、桂枝为主，通阳化饮，平降冲逆；甘草、大枣培土制水，以调整中焦脾胃功能；甘澜水性行而不滞；同时茯苓桂枝合用能交通心肾，治疗动悸。从方药以测证，本证除有脐下悸动症状外，尚应有小便不利，脉沉，苔白而滑之象。

【临床应用】常用于神经性心悸、假性痫症、神经衰弱、慢性胃炎、胃酸过多等疾病而见本方证者。

【案例】

1.陈宝田医案：赵某，女，38岁，1978年1月就诊。因体弱感寒，开始呈阵发性腹痛，痛时无固定压痛点，继而从少腹如拳头大的痛气上冲于胃脘，其痛难忍，患者咬牙闭目，紧皱眉头，紧握两拳，呼吸俱停，手足发凉持续3～5分钟，经常发作。西医诊断为"胃肠痉挛，癔症"。笔者诊断为"肾气奔豚"，投以苓桂甘枣汤和桂枝加桂汤，2剂痛止，再投3剂以善其后，追踪1年多未复发。摘自：谢炜，王福强，黄仕营.陈宝田教授经方临床应用［M］.广州：广东科技出版社，2014：455-457.

2.王占玺医案：王某，女，41岁。十余天前因夫妻反目，自感突发脐下悸动，初则日发2～3次，近日来日发数10次。短则1～2分钟即止，长则数分钟不休。始感忐忑不安，惊恐不宁，入夜则坐卧不宁，夜梦纷纭，时而梦中惊醒，自认得怪病，颇有欲死之为。观其苔薄白，脉滑大，小腹按之柔软，证系心阳虚，水气妄动，神气失全所致，遂予茯苓桂枝甘草大枣汤加味：茯苓20g，桂枝15g，甘草10g，大枣10枚，浮小麦30g，枣仁20g。服4剂后，其夫来院言诚致谢，并告之悸止神安，病体告愈。摘自：王占玺.金匮要略临床研究［M］.北京：科学技术文献出版社，1994：230-234.

栝楼薤白白酒汤

【原文】胸痹之病，喘息咳唾，胸背痛，短气，寸口脉沉而迟，关上小紧数，栝楼薤白白酒汤主之。栝楼薤白白酒汤方：栝楼实一枚（捣），薤白半斤，白酒七升。上三味，同煮，取二升，分温再服。

【释义】本方为治疗胸痹之主方，胸痹是由于上焦阳虚，胸阳不振，痰饮上乘，阻滞气机，闭塞不通所致，故出现喘息咳唾，胸背痛，短气等症。治宜通阳散结，祛痰下气。方中栝楼实甘寒，功擅祛痰，宽胸散结，为方中主药，薤白辛温通阳，行气止痛，为方中辅药。二药相配，一除痰结，一通气机，相辅相成，为胸痹要药。更以白酒为佐使，辛散上行，温煦胸中之阳，疏通胸膈之气。三药相合，共达通阳散结，祛痰下气之功，使胸中阳气宣通，痰浊消散，气机舒畅，则胸痹诸症自除。

【临床应用】本方不仅治疗心、肺疾病有良效，而且可辨证治疗胸胁等疾患。目前常以本方为主治疗冠心病心绞痛、动脉粥样硬化、病毒性心肌炎、心律失常、支气管哮喘、肋间神经痛、胃神经痛、胸部软组织损伤、陈旧性胸内伤、非化脓性肋软骨炎等属痰气阻塞、胸阳不宣者，以喘息咳唾，胸背痛，短气为辨证的关键。临证加减：宽胸利膈而腑气不实者，用瓜蒌壳；化痰润大肠燥结者，瓜蒌仁可重用至30g；外感寒湿搏结胸骨者，选加川芎、威灵仙、丝瓜络宣痹通络；肝气郁滞、胸胁疼痛者，加香附、枳壳、郁金、川楝子疏肝解郁、行气止痛；停痰留饮甚者，选加苏子、白芥子、半夏涤痰逐饮；瘀血甚者，选加红花、当归、乳香、没药、玄胡索等活血化瘀；胃气胀满，嗳气或干呕者，可合橘枳姜汤；动则气短，心悸，胸闷气塞者，合茯苓杏仁甘草汤；心动悸脉数者，合生脉散，加炒枣仁、龙骨、牡蛎、当归等，以增强镇静安神作用。

【案例】

唐培生医案：张某某，女，35岁，社员，1978年12月就诊。自诉胸部胀痛不适已20余天，间或胸胁刺痛，痛甚时并感畏寒肢冷，心中空虚难过。诊见患者精神郁闷，常喜叹息，面色不泽，手足欠温，舌质暗淡不荣，苔薄，脉弦细而涩。胸透心肺未见异常。西医诊为肋间神经痛。中医辨证：此属思虑伤肝，肝气郁结，气机不畅，闭阻胸阳，胸阳不能外达，则畏寒肢冷；气滞血瘀，故胸胁刺痛；胸阳受阻，则血不奉心，故心中空虚难过；舌质暗淡不荣，脉象弦细而涩，皆属气滞血瘀证。治当疏肝行气解郁，宽胸通阳散结，方用栝楼薤白白酒汤合四逆散加减：栝楼壳12g，薤白9g，柴胡4.5g，白芍9g，郁金10g，香附9g，当归9g，元胡9g，炙甘草4.5g，白酒适量。水煎内服，日服1剂。服上方3剂后，患者高兴来诉，症已全消。摘自：唐培生.栝楼薤白白酒汤的临床应用［J］.广西中医药，1979（02）：18-19.

栝楼薤白半夏汤

【原文】胸痹不得卧，心痛彻背者，栝楼薤白半夏汤主之。栝楼薤白半夏汤方：栝楼实一枚，薤白三两，半夏半斤，白酒一斗。上四味，同煮，取四升，温服一升，日三服。

【释义】本方证胸痹之主证"喘息咳唾，胸背痛，短气，寸口脉沉而迟，关上小紧数"仍具备。此者，因痰涎积结于胸，肺气上壅，故又见喘息不得卧，心痛彻背者，言明病情比上方证加重也。不得卧者，痰饮壅滞于肺之故也；心之俞在背，背者胸之腑。今气郁痰滞在心俞，寒浊阻碍气机，故见心痛彻背之症也。据此，本方在栝楼薤白白酒汤通阳散结，逐饮降逆基础上加半夏一味，以增强降逆逐饮之力是也。

【临床应用】临床常用于治疗冠心病、慢性气管炎、肋间神经痛、非化脓性肋软骨炎、胸部软组织损伤等病，属胸阳不振，痰浊上乘者，均有较好之疗效。临证加减：脉结代，心动悸者，合炙甘草汤；头昏脉弦，阴虚阳浮者，合天麻钩藤饮、杞菊地黄丸；兼脏躁及百合病者，合百合知母汤类及半夏厚朴汤、甘麦大枣汤、酸枣仁汤；虚象明显者，加黄芪、当归、党参；腹胀满，肠有积气者，加厚朴、香附、大腹皮、半夏、厚朴等；本方证剧者，与苓桂术甘汤合用，再加入干姜、陈皮、白蔻等通阳豁痰，温中理气之品，则更取良效；痰饮阻塞气机，引起气滞血瘀者，加香附、丹参、赤芍、川芎、红花、桃仁、降香等，以增强行气活血之功。

【案例】

张琪医案：赵某，男，59岁。夙患冠心病，近因过劳及精神紧张，心绞痛频繁发作，痛甚彻背，气憋胸闷，全身衰弱，气力不支。脉左短促，右沉细，舌尖紫，苔薄腻。心电图ST，V3～V5下降，T倒置。处以栝楼薤白半夏汤加减：栝楼20g，薤白20g，半夏15g，郁金10g，茯苓20g，人参15g，桂枝15g，黄芪40g，五味子10g，7剂。后复诊，3天来绞痛未复发，仍不敢活动，但全身状态好转，气力增加，脉稍有力。心电图ST，V3～V5低平已稍上抬，T波倒已浅。继用前方12剂，诸症若失，心电图ST，V3～V5已恢复正常，T略低平。守前方增损，以巩固疗效。按：国医大师张琪用《金匮》栝楼薤白半夏汤以通阳宣痹，增入人参、黄芪以益心气，五味补肾敛阴。全方共奏益气通阳，化痰宣痹之功效，其通中有补，补中有收，标本兼顾，即所谓"知标本者，万举万当"。摘自：于年福，张佩清.著名老中医张琪治疗冠心病的经验［J］.黑龙江中医药，1987（06）：1-3.

枳实薤白桂枝汤、人参汤

【原文】胸痹心中痞，留气结在胸，胸满，胁下逆抢心，枳实薤白桂枝汤主之；人参汤亦主之。枳实薤白桂枝汤方：枳实四枚，厚朴四两，薤白半斤，桂枝一两，栝楼实一枚（捣）。上五味，以水五升，先煮枳实、厚朴，取二升，去滓，内诸药，煮数沸，分温三服。人参汤方：人参、甘草、干姜、白术各三两。上四味，以水八升，煮取三升，温服一升，日三服。

【释义】本条论述胸痹虚实不同的证治。本证除具有喘息咳唾、胸背痛等症外，还加上心中痞气。前条心痛彻背，本条心中不痛，只觉胀满。究其病因病机，与"留气结在胸"有关。痛是有形的痰水内结，属于实证；痞是无形的阴气内结，属于阳虚。阳被遏，阴邪痞结，气行不利，气结在胸而胸满。本条病证不但病在胸部，并且扩展到胃脘两胁之间。气滞较重，胃气失和而心中痞气，除胸部疼痛之外，心下胃脘部也感到痞塞不通。两胁是气机升降的道路，气滞不舒，气机升降失常，即胁下气逆冲胸。如证偏实者，兼腹胀、大便不畅、舌苔厚腻、脉弦紧，乃阴寒邪气偏盛，停痰蓄饮为患。应当急治救其标实，治法宜宣痹通阳，泄满降逆。方用枳实薤白桂枝汤。如证偏虚者，可兼见四肢不温、倦怠少气、语声低微、大便溏、舌质淡、脉弱而迟等，为中焦阳气衰减，寒凝气滞，当从缓救其本虚，法宜补中助阳，振奋阳气，以消阴霾，方用人参汤。此种养正祛邪的治法，即取《内经》塞因塞用之意。仲景在本条立下虚实两种治法，其法度颇为严密。唐容川说："用药之法，全凭乎证，添一证则添一药，易一证易一药，观仲景此节用药，便知义例严密，不得含糊也"。（《金匮要略浅注补正》）本条为同病异治之例，同为胸痹，因其有偏实偏虚之不同，故立通补两法。前者多由停痰蓄饮为患，故当用枳实薤白桂枝汤以荡涤之，是为"实者泻之"之法，属"急者治其标"；后者多由无形之气痞为患，故用人参汤以温补之，是为"塞因塞用"之法，属"缓者治其本"。

【临床应用】

1.枳实薤白桂枝汤可用治胸痹心痛、胃痛、悬饮、支饮、胁痛、胆囊炎等病证，本方合血府逐瘀汤治疗血瘀胸痹，疗效满意，合化瘀通络下气之品可治愈液气胸。

2.人参汤治疗胸前区时有闷痛，气短乏力，形气不足，动则喘息，舌淡苔白，脉沉迟或沉弦无力。本方亦可用于治疗脾胃虚寒的胃脘痛、腹痛、呕吐、泄泻或小儿吐泻所引起的慢惊风，以及脾胃虚寒或病后的口中涎唾多等症。

【案例】

1.刘善志医案：叶某，女，40岁，农民，1984年2月10日初诊。病史：一年前曾患右上腹部痛，经西医检查确诊为胆囊炎而住院治疗，近日因食生冷油腻复发。现症：右上腹痛胀，右肩胛区不舒，胆囊区压痛明显，心烦欲呕，不思食，口不渴，肠鸣，大便溏，小便清，舌苔白滑，脉弦。辨证：食积湿阻，胆郁胃逆。治法：消积理气，健胃利胆。方药：枳实薤白桂枝汤加味：瓜蒌皮、姜黄、枳壳各15g，薤白12g，厚朴、半夏、广木香、鸡内金、茯苓各9g，桂枝3g，2剂。二诊（2月14日）：痛胀大减，已不呕恶，继用香砂六君子汤加味2剂，保和丸6包，服后达到临床治愈。按：胆囊炎属于中医之胃痛、胁痛范畴。《灵枢·经脉》："胆足少阳之脉……是动则心胁痛不能转侧"。《灵枢·四时气》："善呕，呕有苦，邪在胆，逆在胃"。上方除湿下气，温胃散滞，加姜黄下气破结而利胆，木香疏理气机而止痛，适宜而用，不拘常法定方，故亦获效。

摘自：刘善志，陈思国.枳实薤白桂枝汤临床运用［J］.陕西中医，1986（08）：361-362+372.

2.田淑敏医案：张某，女，54岁，1986年9月23日诊。因子宫肌瘤，阴道出血而造成失血性贫血，于去年十月做子宫全切术。术后时发心前区憋闷感，数分钟缓解，多在劳累后诱发。经常心悸，气短、乏力，动则喘息，出冷汗，畏寒恶风，脘痞腹胀，食欲不振，脉沉细，舌淡苔白。服复方丹参片、冠心苏合香丸近一年，病无改善。胸闷发作时含服速效救心丸可缓解。入冬以来病益甚。心电图检查：窦性心律，各导联T波异常。血脂不高。血常规正常。诊断为可疑冠心病。本证缘于阴血下夺，复经手术创伤，终因血病及气，气血衰少，以致脾阳虚衰，心脉失养而发病。当治以补益心脾，助阳敛阴。拟人参汤加味，处方：党参12g，白术、干姜、炙甘草各10g，炮附子6g，山萸肉15g，水煎服。停服苏合香丸、丹参片等香窜、活血药。服药4剂，心悸、汗出、畏寒、脘痞等症好转、守方出入服药半月，心悸等症明显减轻，胸闷很少发作。复查心电图提示：T波，Ⅱ，avF，V5由低平双相转为直立。后以归脾汤收功。摘自：田淑敏，冯淑凤，佘香翠.人参汤为主治疗冠心病的体会[J].河北中医学院学报，1994（04）：9–10.

茯苓杏仁甘草汤、橘枳姜汤

【原文】胸痹，胸中气塞，短气，茯苓杏仁甘草汤主之，橘枳姜汤亦主之。茯苓杏仁甘草汤方：茯苓三两，杏仁五十个，甘草一两。上三味，以水一斗，煮取五升，温服一升，日三服（不差，更服）。橘枳姜汤方：橘皮一斤，枳实三两，生姜半斤。上三味，以水五升，煮取二升，分温再服。（《肘后》《千金》云治胸痹愊愊如满，噎塞习习如痒，喉中涩燥，唾沫）

【释义】本条首冠"胸痹"，说明仍可出现"喘息咳唾、胸背痛"的症状，但以"胸中气塞、短气"症较为明显而已。胸为气海，肺主气而为清虚之脏，乃呼吸出入之道路，若阳气宣发，则不痛痹；胸阳不宣，则阴邪上干，变生水饮，饮停而气机阻滞，则见"胸中气塞短气"，故饮阻气滞为其主要病机。

若以"胸中气塞"为主，兼有短气者，说明胸胃先有积气，不能通调水道，水津不得下行，为气滞甚于饮阻，治当疏利肺胃之气以散饮，气行则水行，用橘枳姜汤主治。橘枳姜汤以橘皮、枳实宣通气机，行气以散饮，用辛温生姜，宣通胸胃阳气，降逆散饮，三药合用，使中上二焦气机宣行，则痹通塞解。方乃心（肺）胃同治、辛温苦泄治法。

若以"短气"为主，兼有气塞者，说明胸中先有积水，水道不通，则阻碍呼吸出入而短气，为饮阻甚于气滞，治当利水宣肺，使水行则气通，用茯苓杏仁甘草汤主治。茯苓杏仁甘草汤，以茯苓为君，利水化饮，臣以杏仁，宣利肺气，俾气行而饮化，甘草为使，调中和脾。此方服后，小便当多，乃水饮下行，邪有出路，短气即愈。方乃行水淡渗之法。

【临床应用】

1.茯苓杏仁甘草汤常用于冠心病、心绞痛、肺气肿、支气管扩张、肺心病、慢性气管炎等病症而见本方证者。临证加减：若胸中闷痛者，加瓜蒌、半夏，以通阳化浊；眩冒，小便不利者，加泽泻、猪苓以渗湿升清；吐涎沫，脘部冷痛者，酌加干姜、吴茱萸、肉桂，以温中降逆和胃；心下胀满者，加枳实或与橘枳姜汤合用；呃逆者，酌加枳壳、竹茹、半夏；伴有浮肿者，酌加苡仁、冬瓜皮、大腹皮、防己，以健脾利湿；咳喘痰嗽，肺气失宣者，与二陈汤合用，以加强宣肺化饮，下气消痰之功。

2.橘枳姜汤用于冠心病、心绞痛严重发作时，伴有恶心、呕吐、上腹部胀满等消化道症状者；亦可用于急慢性胃炎、肺气肿、气管炎等疾病而见本方证者。临证加减：若伴有呕逆者，酌加干姜、半夏、旋覆花，以降逆止呕；停饮胸满者，加茯苓、泽泻；气滞痰满者，加木香、砂仁。

【案例】

1.张天久医案：关某某，女，54岁。心悸胸闷，自觉胸满气呼尚舒，喉中痰鸣作声，痰涎清白而淡，颈脉动甚，劳则更甚，动则加剧汗出，关节复发性疼痛，遇寒加重，足背浮肿至膝，喘息不能平卧，畏寒肢冷，舌苔薄白，脉沉细结代。诊为胸痹。证属心肾阳虚，水饮内停，心络瘀阻。治以温阳化气利水，方用茯苓、杏仁、甘草，加附片，7剂而愈。按：胸部即是心肺两脏所居之处，又是宗气所聚之地，心血肺气，相互调和，循环不息，也互相影响其功能，在病因上是胸阳不足、阴邪逆胸导致的胸痹病与西医所说的冠心病颇有相似之处。以茯苓杏仁甘草汤宣肺化饮，配附子温经散寒回阳。摘自：张天久，黄玉玲.茯苓杏仁甘草汤加附子的临证心得［J］.湖南中医杂志，1989（06）：24-25.

2.姚国鑫医案：何某某，男，34岁。主诉：咳嗽已5年，经中西医久治未愈。西医拟诊为支气管炎，屡用青霉素等药；中医认为"久嗽"，常用半夏露、麦金杏仁糖浆等，皆不效。细询咳虽久而并不剧，痰亦不多；其主要症状为入夜胸中似有气上冲至咽喉，呼呼作声，短气，胃脘胸胁及背部均隐隐作痛，畏寒，纳减，脉迟而细，苔薄白。颇似《金匮》胸痹、胸中气塞、短气证，乃以橘枳生姜汤加味治之，处方：橘皮四钱，麸枳实三钱，生姜五钱，姜半夏四钱，茯苓四钱。二诊：服药三剂后，诸症消退，胁背部痛亦止，惟胃脘尚有隐痛，再拟原方出入。处方：橘皮四钱，麸枳实三钱，生姜四钱，桂枝二钱，陈薤白三钱，全瓜蒌四钱。三诊：5年宿疾基本痊愈，痛亦缓解，再拟上方去薤、蒌、桂，加半夏、茯苓、甘草，以善其后。按：此证重点，不在咳嗽而在胸中气塞短气，夜间有气上冲咽喉，以及胃脘胸胁背部之隐痛，实胸痹证之缓者。橘枳生姜汤有辛温通达之力，并有下气之功；加茯苓、半夏、桂枝、薤白、瓜蒌、甘草等以化痰、逐饮、温胃之品，肺胃并治，遂获良效。须注意者，橘皮必须重用，是用方之意也。摘自：姚国鑫，蒋钝儒.橘枳生姜汤治疗胸痹的体会［J］.中医杂志，1964（06）：22.

薏苡附子散

【原文】胸痹缓急者，薏苡附子散主之。薏苡附子散方：薏苡仁十五两，大附子十枚（炮）。上二味，杵为散，服方寸匕，日三服。

【释义】"胸痹缓急者"乃胸痹之急证，危重证候是也。此由阳气衰微，阴寒痰湿壅滞，弥漫于胸中，阳气不伸，胸阳痹塞，故见胸背彻痛且剧，并伴有四末厥冷、筋脉拘急；待阳气略伸，则痛缓。如此阴邪与阳气交而相争，所以胸痛时剧时缓。四肢厥冷，筋脉拘急，舌苔脉象，亦为胸阳不足，寒湿并犯所致。故治之宜温阳散寒，除湿宣痹为法，方中薏苡仁甘淡，缓急除湿逐痹；附子辛热，温阳散寒通痹，阴寒得散，痹结得通。二味相伍，使阳气通，寒湿去，疼痛自解矣。

【临床应用】临床常用于肋间神经痛、胸部神经痛、肋软骨炎或冠心病、心绞痛，脾肾寒湿之急慢性胃炎等，而见本方证者。临证加减，若治寒湿胸痛者，加白芥子、苏木、丹参、柴胡、白芍、元胡等味，若改用汤剂用时可酌减量；若治胸痹胸痛者，加瓜蒌、薤白、半夏、赤芍、红花、降香、当归等；寒湿胃脘痛者，酌加干姜、吴茱萸、川椒、高良姜等。

【案例】

尚炽昌医案：曹某某，男，50岁。患者肋间神经痛10余年，1975年1月4日晚因连日劳累，觉胸部胀痛加重，至次晨痛无休止。此后，二十余日来，胸部持续胀痛不止。严重时，常令其子女坐压胸部，以致寝食俱废，形体衰疲。伴有呕恶感、口唾清涎、畏寒、肢冷等症。经西医检查，超声波提示肝大，X射线为陈旧性胸膜炎，钡餐显示胃小弯有一龛影，其他无阳性发现。曾用西药解热镇痛剂、血管扩张剂、制酸、解痉、保肝、利胆及中药活血化瘀法、祛痰法，均无效。疼痛严重时用杜冷丁，能控制三四小时。1975年1月28日初诊，形证如上，闻及胃部有振水音，脉细弦，舌淡，苔白润多水，属寒湿胸痹，宜温阳利湿，先予薏苡附子散：附子五钱，苡仁一两，二剂。1月30日复诊，述服药当晚痛减，可安卧三四小时。翌晨，二服，痛又减，饮食转佳。即于前方合理中汤及栝楼薤白半夏汤，三剂。2月2日三诊：疼痛大减，仅胸中隐隐不舒，体力有增，饮食渐趋正常。改投附子理中合小建中汤三剂，胸痛止。又续服十余剂，钡餐透视龛影消失，胸痛未再复发。按：胸痹者，胸中痞塞不通，不通则痛，所谓"痹者闭也"。临证有虚实寒热之分。实者多因痰浊瘀血，以胸中清阳之地，古谓"胸中如天"，以形碍虚则满痛不禁，法当祛痰浊开胸阳，化瘀血，除痹痛，今之冠心病、心肌梗死等发作者，多属此列，此其一端。虚者多系虚寒，胸阳不布，阴霾上乘，致寒邪客于上焦，胸膈闭塞，故亦痛急。实者痛而拒按，虚者喜暖喜按。然如本案，痹痛如此持久重笃者，尚属少见。本案患者，素体虚弱，复因劳累，致脾阳不振，中焦寒生，水土寒湿，浊阴上逆，致胸阳被遏而发痹痛。前医所以化瘀涤痰不效者，盖从实从标。今病者寒证丛生，虚象已露，断不可再用伐正之法，而极需温阳气以化寒凝。《金匮要略》谓"胸痹缓急者，薏苡附子散主之。"法当一试，以辨虚实。初服有效，虚寒证明矣!故以后以薏苡附子散合理中丸等方，放胆用之，遂获捷效。三诊见寒去温回，为防其辛热太过，以前方合小建中汤，重用白芍，以善其后，终收前功。摘自：尚炽昌.胸痹［J］.河南中医学院学报，1978（02）：39-40.

桂枝生姜枳实汤

【原文】心中痞，诸逆，心悬痛，桂枝生姜枳实汤主之。桂枝生姜枳实汤方：桂枝、生姜各三两，枳实五枚。上三味，以水六升，煮取三升，分温三服。

【释义】本条论述痰饮气逆的心痛证治，心中痞、心悬痛是本条的主症，而诸逆是两症的成因，心下有痰涎、水饮、寒邪停聚，则致脘部痞闷不通，所以出现心中痞。胃气以下降为顺，胃气被寒饮闭塞不得下行，则胃气上逆；胃气上逆，则心下之痰涎、水饮、寒邪也随之上逆，所以叫"诸逆"，在症状表现上是指气逆抢心，干呕气塞，牵引心窝部位作痛，所以叫心悬痛。本证病机为痰饮气逆，故治以通阳逐饮，降逆消痞的桂枝生姜枳实汤。

【临床应用】本方常用于慢性胃炎、胃下垂，水饮停留者；或用于胸痹心痛，痰饮所致，心胃阳气不足之冠心病、心绞痛、风心病、胸膜炎而见本方证者。

【案例】

李聪甫医案：吴某，男，45岁。近年来，自觉胸中郁闷，常欲太息，胃中嘈杂，时有涎唾。最近胸前压痛感，心悬如摆，短气不足以息，闻声则惊，稍动则悸，心烦失眠，精神困倦，食纳尚可，口干不欲饮，小便频而短，体质肥胖，素贪甘脂。舌胖苔白，脉弦而数。此属脾失健运，痰饮上凌，以致心阳被遏，肺气郁滞而病胸痹。治宜祛除痰饮为主兼运脾胃，主用桂枝生姜枳实汤加味，处方：嫩桂枝5g，淡生姜5g，炒枳实6g，法半夏9g，鲜竹茹10g，云茯苓10g，广橘皮6g，全瓜蒌9g，薤白头6g，炙甘草5g，服5剂后数脉转缓，苔呈薄腻，胸满略舒，心痛已止，但惊悸仍影响睡眠。仍宗上方去生姜、竹茹，加白术9g、九节菖蒲3g，服至20余剂，诸症若失。按：胸痹一证，有由于阴寒外袭迫于心阳，使心阳脱绝以致心痛彻背、汗冷肢厥，宜用桂枝、薤白、白酒等为主以通阳开痹者。也有脾虚失运，痰饮内盛，厥气上逆，使心阳孤危，咳唾惊悸、心悬而痛，当用桂枝、半夏、枳实、生姜之类为主以涤饮祛痰、运化脾胃者。在心阳衰微、阴寒上居阳位所致的胸痹，其治疗固以驱寒通阳为主，但若注意扶助脾胃阳气，则取效更捷。摘自：李聪甫.试论胸痹与脾胃辨证的关系［J］.中医杂志，1983（01）：13-15.

乌头赤石脂丸

【**原文**】心痛彻背，背痛彻心，乌头赤石脂丸主之。乌头赤石脂丸方：蜀椒一两（一法二分），乌头一分（炮），附子半两（炮）（一法一分），干姜一两（一法一分），赤石脂一两（一法二分）。右五味，末之，蜜丸如梧子大，先食服一丸，日三服（不知，稍加服）。

【**释义**】"心痛彻背，背痛彻心"，乃心胸部疼痛牵引至背。背部疼痛又牵引至心胸，从而形成心背相互牵引之疼痛症状，且经久持续不止，言明心痛之重证者也。此乃阳气衰微，阴寒极盛，内居胸阳之位，而外应于背，则心痛彻背；寒气客于背俞之脉，内注于心，则背痛彻心。

【**临床应用**】临床常用于治疗冠心病心绞痛、心肌梗死、风湿性心脏病、心律不齐以及心力衰竭、休克、心肌梗死以及沉寒痼冷性急性胃炎或慢性胃炎急性发作、胃溃疡、慢性荨麻疹、坐骨神经痛等病证而见剧烈心胸后背相互牵引疼痛，或胃脘疼痛，痛无休止，兼见四肢厥冷、冷汗出，气促面白唇青，舌质淡，苔白滑，脉沉伏而紧或微细欲绝者。

【**案例**】

李济民医案：吕某，女，62岁，1983年12月15日就诊。间发左胸疼2年，近日天气寒冷，自觉胸闷不适，今晨突发心绞痛不休，急用硝酸甘油片含舌下无效，求余诊治。症见心痛彻背，有时昏厥，汗出肢冷，唇舌青紫，脉细欲绝。心电图检查示：急性下壁心肌梗死。证属寒凝痹阻，阳虚欲脱之候。治法：回阳救逆固脱。急用乌头赤石脂丸加味：乌头10g，乌附片30g，干姜10g，川椒8g，赤石脂15g，桂枝15g，红参15g。水煎。一昼夜急服2剂，心痛大减，汗止肢温，昏厥随之而除。共服5剂，心痛消失，唯有胸闷不适，舌质淡红苔白，脉象沉细。心电图复查提示：窦性心动过缓，冠状动脉供血不足。危证已去，改用枳实薤白桂枝汤加丹参20g，瓜蒌10g，黄芪20g，红花4g，调治一月而愈。随访一年未见复发。按：患者心阳素虚，外寒乘虚而入，阴寒凝滞，心脉瘀阻，阳虚欲脱，为内闭外脱之危证，故急用乌头、附子回阳救逆，川椒、干姜温阳散寒，赤石脂固涩敛脱，加桂枝温通心阳，红参扶助真元，使阳回、寒散、痹通而奏效。摘自：李济民.经方治疗急证二则[J].国医论坛，1989（02）：14-15.

厚朴七物汤

【原文】病腹满，发热十日，脉浮而数，饮食如故，厚朴七物汤主之。厚朴七物汤方：厚朴半斤，甘草、大黄各三两，大枣十枚，枳实五枚，桂枝二两，生姜五两。上七味，以水一斗，煮取四升，温服八合，日三服。呕者加半夏五合，下利去大黄；寒多者加生姜至半斤。

【释义】"病腹满，发热十日"，是倒装文法。不是说先病腹满而后发热，而是说腹满出现于发热之后。病虽十日，而脉象仍见浮数，可知表邪仍在；腹满有热，为腑中已有实邪，是病情不完全在表，而已趋向于里，属于表里俱病，但里证重于表证。饮食如故，说明胃气未病，病变重心在于肠道，证系太阳表邪未解兼见阳明腑实，所以用表里两解的厚朴七物汤进行治疗。

【临床应用】临床常用于急性肠炎、痢疾初起、肠梗阻表里俱在，腹满发热同时出现者；或胃肠型感冒，有汗者；以及其他热性病初起，凡大便不通，气滞寒结者。临证加减：若呕者，加半夏以和胃降逆；下利则不须泻下，故去大黄；寒多者，加生姜以散寒；腹胀甚，矢气少者，酌加香附末、大腹皮或木香、砂仁行气之品；气滞较重，症见胁肋胀痛，嗳气，善太息者，酌加香附、青皮、广木香、佛手、枳壳、川楝子，以疏肝理气。

【案例】

刘俊士医案：赵某某，男，51岁。1985年9月23日9时突然腹部绞痛难忍，无呕吐，略有畏寒，先后稀软便2次，在原单位注射654-2（10毫克）无效。既往无腹痛史及手术史。24日晨4时来我院外科急诊。当时检查急性病容，心肺阴性，腹部平坦，未见胃肠蠕动波。上腹部有明显压痛，未见移动性浊音。腹透结果：腹中下部有两个气液面，大者超过3厘米直径，结肠区及降结肠有胀气，膈下无游离气体。X线诊断：小肠远端单纯性肠梗阻。病人不同意手术。当时白细胞计数10.2×10^9/L，中性81%，单核3%，淋巴15%，嗜酸性1%。心电图正常。外科给予胃肠减压，石蜡油100毫升胃管注入以及输液、庆大霉素治疗，症状未见好转。9月25日中医会诊（下午2时）：病人23日后未排便，体检腹部压痛明显，肠鸣音不明显，舌红，两脉浮数。证属表证未罢，又有里实。表里同治，厚朴七物汤主之，处方：厚朴9g，甘草9g，桂枝9g，大黄9g，大枣5枚，枳实15g，生姜9g。1剂，分2次口服。是日下午5时服头煎，晚10时服第二煎。当日晚10点半水样便3次，第一次排便后腹痛便止。26日X线腹透：原来的两个液体面消失，结肠区及降结肠胀气亦消失。病愈出院。4天后随访，完全康复。按：厚朴七物汤即桂枝汤合厚朴三物汤，前者主表，后者除里满。然厚朴三物汤与小承气两药物组成相同，而前者厚朴行气为主，后者以大黄下实热为主。本病例以气滞为主，故用厚朴三物汤，加上病人脉浮，表证未解，于是用厚朴七物汤主之，结果1剂而愈。摘自：刘俊士.急症用经方举隅［J］.上海中医药杂志，1988（09）：13-14.

附子粳米汤

【原文】腹中寒气，雷鸣切痛，胸胁逆满，呕吐，附子粳米汤主之。附子粳米汤方：附子一枚（炮），半夏半升，甘草一两，大枣十枚，粳米半升。上五味，以水八升，煮米熟，汤成，去滓，温服一升，日三服。

【释义】"雷鸣切痛""呕吐"为本方证之主症。此乃脾胃阳虚寒盛，中焦无所制，不能运化水湿，阴寒之气妄动，奔迫于肠间之故，《灵枢·五邪》篇曰："邪在脾胃，阳气不足，阴气有余，则寒中肠鸣腹痛"。寒气犯胃，胃气上逆，所以呕吐，《素问·举痛论》曰："寒气客于肠胃，厥逆上出，故痛而呕也。"病位在腹中，故曰"腹中寒气"。脾胃之阳气不足，阴寒之气逆于阳位，脾虚肝郁，故"胸胁逆满"。据此，治宜本方温阳散寒，降逆和中，使脾阳得复，寒邪得散，胃气调和，诸症自平矣。

【临床应用】临床常用于胃痉挛、腹泻、呕吐、胃溃疡、胆石症、胰腺炎、腹膜炎等，亦可用于腹部有块、子宫癌、产后腹痛、经行泄泻、妊娠呕吐、习惯性流产等妇科疾病而见于本证者。

【案例】

1.赵守真医案：彭君德初夜半来谓："家母晚食后腹

内痛，呕吐不止。煎服姜艾汤，呕痛未少减，且加剧焉，请处方治之。"吾思年老腹痛而呕，多属虚寒所致，处以砂半理中汤。黎明彭君仓卒入，谓服药痛呕如故，四肢且厥，势甚危迫，恳速往。同诣其家，见伊母呻吟床第，辗转不宁，呕吐时作，痰涎遍地，唇白面惨，四肢微厥，神疲懒言，舌质白胖，按脉沉而紧。伊谓："腹中雷鸣剧痛，胸膈逆满，呕吐不止，尿清长。"凭证而论，则为腹中寒气奔迫，上攻胸胁，胃中停水，逆而作呕，阴盛阳衰之候。《内经》五邪篇有云："邪在脾胃……阳气不足，阴气有余，则寒中肠鸣腹痛。"又《金匮》叙列证治更切，"腹中寒气，雷鸣切痛，胸胁逆满呕吐，附子粳米汤主之。"尤在泾对此亦有精辟之论述："下焦浊阴之气，不特肆于阴部，而且逆于阳位，中虚而堤防撤矣。故以附子补阳驱阴，半夏降逆止呕，而尤赖粳米、甘草培土而使敛阴气也。"其阐明病理，绎释方药，更令人有明确之认识。彭母之恰切附子粳米汤，可以无疑矣！但尚恐该汤力过薄弱，再加干姜、茯苓之温中利水以宏其用。服两帖痛呕均减，再二帖痊愈。改给姜附六君子汤从事温补脾肾，调养十余日，即复健如初。摘自：赵守真.治验回忆录［M］.北京：人民卫生出版社，1962：48-49.

2.张延浒医案：喻某某，男，37岁，农民，1976年9月2日初诊。素有脘腹疼痛顽疾，每次发作必痛势剧烈，难以忍受。来诊时已发病三日，曾服四逆散、金铃子散等疏肝理气止痛之剂无效。主症：剧烈腹痛，呈持续性，兼阵发性加剧，剧痛时犹如刀割，主要疼痛部位在上脘，下延至脐。伴见腹中雷鸣，辘辘有声，呕吐清涎甚多。面色苍白，舌淡，苔白，脉沉弦。辨证为胃肠虚冷，寒饮凝滞胃脘，攻冲上逆，经用附子粳米汤：生附片12g，法半夏12g，甘草6g，大枣10g，粳米30g。次日复诊，痛势已平息。自述服药过程：一服痛即减，须臾痛复作，又服痛再止，半日内将药煎服四次，痛势逐次递减，至药服完，痛势已趋平息，是夜安宁。仍用前方，减附片为10g，半夏为10g，再一剂，病势稳定，然二日未大便，腹中微胀，遂改用温通并用之大黄附子汤，一剂后大便畅通，余症悉除。按：本方所治究为何病？临床观察，多见于西医诊断的急性胃炎、慢性胃炎急性发作、胃肠功能紊乱、痉挛等病，亦散见于胃肠溃疡病发作。中医辨证，则多属于阴寒饮逆腹痛，仲景将其列为寒疝一病……本证患者多有长期反复发作的病史和受寒饮冷等诱因，说明胃阳不足乃本证的内因，而不慎感受寒饮或伤及寒冷饮食，则为本病暴发的外因。内外合邪，故一发则成猖獗之势。摘自：张延浒.临床应用附子粳米汤的体会［J］.成都中医学院学报，1984（03）：23-24.

厚朴三物汤

【原文】痛而闭者，厚朴三物汤主之。厚朴三物汤方：厚朴八两，大黄四两，枳实五枚。上三味，以水一斗二升，先煮二味，取五升，内大黄，煮取三升，温服一升，以利为度。

【释义】本条论述胀重于积的腹满证治。"痛而闭"，指腹部胀满疼痛且大便秘结不通。《脉经》中本条作"腹满痛"，可知本方证以腹部胀满疼痛为主。其病机当为实热内结，气滞不行，而且气滞重于积滞，临床上常见脉沉实有力，舌苔黄厚。治疗以厚朴三物汤行气通下。

【临床应用】厚朴三物汤常用于治疗肠梗阻、肠麻痹、胃扭转、急性肠炎等，症见腹部胀满疼痛，以胀痛为特点，拒按、恶心呕吐、大便秘结、舌红苔黄、脉弦有力等，辨证为胀重于积的腹满胀痛者。

【案例】

1.彭述宪医案：陈某某，男，43岁，干部，1974年5月3日就诊。胃脘剧痛，腹胀便秘，拒按，口苦，口渴，舌质红，苔黄厚，脉沉数。证属邪热积滞，胃腑不通，法当宣滞通便，仿厚朴三物汤法。厚朴18g，枳实12g，大黄6g（后下），青木香6g，沉香3g。服1剂，大便稀泻2次，其痛大减，脘腹有拘急感，胀满纳差，口微苦，舌苔黄，脉弦略数。改用芍药甘草汤加佛手、橘皮、山栀、麦芽，服之病愈。按：本案为实热内积、胃腑不通，阻碍气机，因而胃痛便秘。《金匮》说："痛而闭者，厚朴三物汤主之。"取厚朴三物汤之行气通便以除里实，加之沉香、青木香调中止痛，故一剂便通滞行。再以芍药甘草汤益脾和中，加山栀泄热，佛手、橘皮、麦芽畅中开胃，故获速效。摘自：彭述宪.胃痛治验六则［J］.辽宁中医，1978（04）：39-41.

2.陈立富医案：王某，男，21岁，教员，1984年12月28日初诊。12月26日上午8时许，突觉胃部不适，逐渐全腹疼痛，无呕吐，以急性胃炎收住院。随即全身起疙瘩，烦躁不宁，抓痒。查体：体温37℃，脉博80次/分，血压110/70mmHg，呈急性病容，表情痛苦，神清，皮肤略潮红，全身遍布风团疹。心肺（－），腹平坦，腹肌略紧张，压痛（＋），叩诊呈鼓音，肠鸣音减弱（既往亦经常痛，服药缓解），肝脾未触及。诊断：荨麻疹（胃肠型）。下午至夜间呕吐数次，腹痛加剧，排便排气停，全身风团疹消失。次日腹透，左侧横膈升高2～3cm，胃、小肠、大肠均大量胀气，未见明显液平面。诊断：麻痹性肠梗阻。经输液、胃肠减压、灌肠等方法治疗两天均未见好转，而转请中医治疗。刻诊：除上述症状外，腹胀如鼓，叩之空然，疼痛难忍，按之呕吐频作，大便3日未解，舌苔薄白，脉弦紧。证属内实气滞，升降失调，不通则痛。余宗仲景"痛而闭者，厚朴三物汤主之"之义而处方用药：川朴15g，枳壳15g，大黄10g，2剂水煎。嘱当日趁热徐徐服完。1剂后，肠音略有增强，服完2剂，矢气频频，解大便1次，便后矢气持续10分钟左右，胀痛顿消，饥饿欲食，一夜安静入睡，翌日又大便1次。腹透：见降结肠远端少量胀气，余无明显改变，痊愈出院。为巩固疗效，又服3剂健脾胃、理气机、调升降之品，随访1年，一切正常。按：肠梗阻相当于中医"肠结"一证，以腹痛、腹胀、便秘、呕吐为主要临床表现，治疗常以通里攻下，通气化瘀，通气散结等法为原则。本例患者以气滞内阻，腹满胀痛，气机升降失常为其主要临床表现，故治疗以理气散结、宽中行滞为法。方选厚朴三物汤原方，虽该方只有三味药，然厚朴能理气除胀，宽中消痞，对气胀兼有大便秘结者尤为适宜；枳实易枳壳，亦取其行气宽中、消除胀满之力；大黄泄实通便。摘自：陈立富.厚朴三物汤治愈麻痹性肠梗阻［J］.吉林中医药，1990（01）：28.

大柴胡汤

【原文】按之心下满痛者，此为实也，当下之，宜大柴胡汤。大柴胡汤方：柴胡半斤，黄芩三两，芍药三两，半夏半升（洗），枳实四枚（炙），大黄二两，大枣十二枚，生姜五两。上八味，以水一斗二升，煮取六升，去滓，再煎，温服一升，日三服。

【释义】"按之心下满痛"，是辨证的重点。所谓"心下"，据沈明宗谓："即胃之上脘"，相当于胸腹部分，痛的范围满于胸腹，并多旁及两胁。心下痞满，且又按之作痛，可知内有实邪，实者当下。但由于病位较高，与腹中不同，邪在少阳、阳明，病虽在里，而连及于表，故不宜大承气汤而宜大柴胡汤两解表里，其实仍是以攻下为主。

【临床应用】临床常用于治疗内、外、妇、儿、眼、皮肤等科疾病，尤以消化系统疾患为多，如胆囊炎、胆石症、急性胰腺炎、胃及十二指肠穿孔、病毒性肝炎、麻痹性肠梗阻、脂肪肝、胆汁返流性胃炎等见于本证者。

【案例】

岳美中医案：姬某，男性，年33岁。患慢性肝炎，经某某医院治疗，已一年余，仍有轻度黄疸不退，谷丙酶高达1570单位，于1971年6月15日会诊。切其脉左关浮弦，右脉滑大，望其舌中部有干黄苔。自诉胁微痛，心下痞满。综合脉舌症候，是少阳阳明并病而阳明证重。选用大柴胡汤，治少阳蕴热之黄疸与阳明痞结之胀满，更辅以涤热散结专开心下苦闷之小陷胸汤。处方：柴胡9g，枳实6g，白芍9g，川军6g，清夏9g，黄芩9g，生姜12g，大枣4枚（擘），糖瓜蒌30g，川黄连3g，水煎服，7剂。6月22日：复诊，弦滑脉见减，舌黄苔见退，残余黄疸消失，痞满稍舒，谷丙酶降至428，是方药已对证，续进10剂，谷丙酶正常，出院。按：大柴胡汤为治"少阳证少，阳明证多"者，能消除严重性胸胁心下郁窒感，舌多干燥有黄苔，易便秘，腹肌紧张。因少阳证少，阳明证多，故去小柴胡中之参草，以免助阳窒胃。大黄与芍药配合使用，可以治腹中实痛；枳实芍药配合使用，可以治腹痛烦满不得已。本方有解热、泻实、除烦、缓痛诸作用。关于小陷胸汤，程知云："以半夏之辛散之，黄连之苦泻之，栝楼之寒润涤之，皆所以除热散结于胸中也。"何廉臣谓："此汤是苦辛开泄法，治伏火熏蒸津液，液郁为痰者。此法与苦寒清泄有别，清泄是直降，一意肃清伏火；开泄是横开，兼能清化痰浊，分际最宜斟酌。叶天士所谓舌白不燥，或黄白相间，或灰白不渴，慎不可乱投苦泄，虽有脘中痞痛，宜从苦辛开泄是也。"这一病例，按中医辨证，左脉浮弦为大柴胡汤证，右脉滑大为陷胸汤证，因之取大柴胡汤小陷胸汤合剂治之，残余黄疸很快消失，自觉脘满亦基本解除，同时谷丙酶亦随之下降至正常。由此见到，经方若能用之得当，确能取到如鼓应桴的捷效。摘自：中医研究院.岳美中医案集［M］.北京：人民卫生出版社，1978：59

大建中汤

【原文】心胸中大寒痛，呕不能饮食，腹中寒，上冲皮起，出见有头足，上下痛而不可触近，大建中汤主之。大建中汤方：蜀椒二合（去汗），干姜四两，人参二两。上三味，以水四升，煮取二升，去滓，内胶饴一升，微火煎取一升半，分温再服；如一炊顷，可饮粥二升，后更服，当一日食糜，温覆之。

【释义】本证痛的程度非常剧烈，痛的部位相当广泛。从上下来说，由腹部到心胸；从内外来说，由脏腑到经络，均为寒气所充斥，而发生剧烈的疼痛。当寒气上冲时，则腹部时见突起有如头足样的块状物，上下攻冲作痛，由于病势向外，故疼痛不可触近；又因寒气上逆，故呕吐不能饮食。病由脾胃阳衰，中焦寒甚所引起，故用大建中汤建立中气，温中散寒。

【临床应用】大建中汤常用于治疗虚寒性吐利、疝瘕以及慢性胃炎、胃痉挛、消化性溃疡、内脏下垂、多发性大动脉炎等病，也可用于蛔虫症，以及由蛔虫引起的肠梗阻、胃炎、溃疡病、胃痉挛等疾病而见于本证者。

【案例】

1.张谷才医案：顾某，男，43岁，江苏六合人。患者素有胃病，脾胃虚寒，两天前因食生冷诱发，疼痛颇著，医以香砂平胃散治之，疼痛不减而益剧，痛甚肢厥，自觉腹中有物攻撑冲动，医又以蛔厥论治，用乌梅丸加槟榔作汤，药后疼痛依旧，甚则上下不可触动。面色萎黄，四肢清冷，舌淡苔少。病本中虚，复食生冷，脾胃更伤，给予大建中汤加味，以温健中阳。处方：蜀椒3g，干姜3g，党参12g，饴糖30g（烊冲），炒当归6g，白术10g，茯苓10g，1剂奏功，3剂痛除。继服2剂巩固，告愈。摘自：王兴华，张前德，范建民.张谷才运用经方治疗胃病经验［J］.河北中医，1986（05）：25-27.

2.刘天鉴医案：尹某，女性，32岁。患胃脘痛反复发作已3年多，每因劳累、受凉或饮食不节而发。在县人民医院多次拍片检查为胆囊炎、胆石症。患者不同意手术，经中西药治疗，时缓时剧，1965年3月间，其痛大发作，上中脘部疼痛，牵引胸背，持续钝痛，阵发性加剧，呕吐食物残渣及涎沫，呕吐后，其痛不减，抬来我处诊治。患者锁眉焦急，面带暗晦，时时哀号，声音壮厉，舌苔薄白，质淡红而润，按其腹部上中脘痛甚，上脘偏右按之痛更剧，小溲清长，大便灰白色而不畅，诊其脉弦紧，此系寒气滞结，阴邪凝聚为患。法以辛热，散其寒积，以温通逐其阴凝，拟用熟附、细辛、大黄、川椒、制川乌，服3剂。服后疼痛顿除，呕吐平复。越日复诊：其脉紧象未除，继服原方2剂，以清除寒凝之陈积，半载后，病不复发。按：此证类似胆囊炎，中年妇女较为多见，一般大都主张手术，然手术后，亦有复发者，中医认为，此证乃湿热蕴结而成。用清热利湿行气散瘀之品，名曰利胆。胆何不利？非独湿热也。胃脘痛原因虽多，大多由饥饱失度，寒温不时，损及脾阳，饮食精微，不得运化，被寒气凝聚变为瘀积而停结成疾，发则剧痛呕吐，牵引背部。所拟之方，乃《金匮》之法，是由大建中汤、大黄附子汤、乌头赤石脂丸化裁而来，用治斯疾，累见功效。然斯疾，有痛数天而发黄疸者，是郁久化热也予用当归芦荟丸，取效颇捷。摘自：湖南省老中医医案选（第一辑）［M］.长沙：湖南科学技术出版社，1980：25-26.

大黄附子汤

【原文】胁下偏痛，发热，其脉紧弦，此寒也，以温药下之，宜大黄附子汤。大黄附子汤方：大黄三两，附子三枚（炮），细辛二两。上三味，以水五升，煮取二升，分温三服；若强人煮取二升半，分温三服，服后如人行四五里，进一服。

【释义】本方主治寒实内结之证。由于寒积内结，聚于一处，阴邪凝聚，阳气不运，故胁腹偏痛；寒实内结，阳气郁滞，故发热。然发热一症并非必见，《脉经》引此文即无"发热"二字。阴寒固结，阳气不运，肠道传送无权，大便不通，恶寒肢冷，脉紧弦等症。既为寒实，治当温下，非温不能已其寒，非下不能去其结。故用大黄附子汤温阳散寒、泻结行滞。

【临床应用】大黄附子汤常用于治疗寒痛胸腹绞痛、脐痛拘挛急迫等症，如消化系统疾病肠梗阻、胆囊炎、胆石症、消化道溃疡、慢性溃疡性结肠炎等，症见脘腹及两胁疼痛，拒按，大便不通，发热，恶寒肢冷，舌苔白黏腻，脉紧弦等，辨证为寒实内结之腹满痛者。

【案例】

1.赵守真医案：钟大满，腹痛有年，理中四逆辈皆已服之，间或可止，但痛发不常，或一月数发，或两月一发，每痛多为饮食寒冷所诱。常以胡椒末用姜汤冲服，病得暂解。一日，彼晤余戚家，谈其痼疾之异，乞为诊之。脉沉而弦紧，舌白润无苔，按其腹有微痛，痛时常及腰胁，大便间日一次，少而不畅，小便如常。吾曰："君病属阴寒积聚，非温不能已其寒，非下不能荡其积，是宜温下并行，煎服理中辈无效者，仅祛寒而不逐积耳。依吾法两剂可愈。"彼曰："吾固知先生善治异疾，倘得愈，感且不忘。"即书与大黄附子汤：大黄四钱，乌附三钱，细辛钱半。并曰："此为金匮成方，履用有效，不可为外言所惑也。"后半年相晤，据云：果二剂而瘥。经方之可贵如是。摘自：赵守真.治验回忆录［M］.北京：人民卫生出版社，1962：50.

2.李大宽医案：程某某，女，29岁，已婚，农民。1985年4月9日来诊，患者于3年前始有间断性胃脘痛，每发服西药片即愈。5日前早饭后突然右胁下疼痛大作，牵及右肩胛及背部不适，阵阵上冲，干呕欲吐，伴有恶寒发热。经县医院B超检查，胆总管有2.0mm×1.2mm结石，外科医生决定住院手术治疗。患者及家属犹豫，遂去外地又经三家医院诊疗，均认定非手术不可。但患者不愿，返我县中医院门诊观察治疗，经用中西药、针灸治疗均未见效。9日傍晚，其家长央告笔者诊视，此时病人正在床上翻滚、喊叫，痛不欲生，蓬头垢面，汗出如洗，脘及右胁疼痛拒按。脉细数，苔黄腻。处方：大黄30g，熟附子20g，细辛15g，水煎服。当晚8时许将药服下，9时左右，右胁下一阵剧痛，顿时其痛若失，自觉心舒力乏，熟睡至次日早晨8时许大便一次，从大便中淘出如成人指头大结石一枚。之后，每诊胆系结石患者伴有疼痛时，均在排石的复方中加入是方，亦多取效。摘自：李大宽.临床运用古方一得［J］.上海中医药杂志，1988（11）：28-29.

当归生姜羊肉汤

【原文】寒疝腹中痛，及胁痛里急者，当归生姜羊肉汤主之。当归生姜羊肉汤方：当归三两，生姜五两，羊肉一斤。上三味，以水八升，煮取三升，温服七合，日三服。若寒多者加生姜成一斤；痛多而呕者，加橘皮二两、白术一两。加生姜者，亦加水五升，煮取三升二合，服之。

【释义】素体血虚，其气亦虚，寒邪内凝而为寒疝。"腹中痛"，乃寒气内盛，寒性收引，故腹中拘急而痛。"及胁痛里急"，此者，两胁属肝，肝藏血，其经脉布胁肋，今血气凝注，肝脉失养，则两胁拘挛疼痛；气虚则寒自内生，寒盛血亦虚，血虚则肝脉失其濡养，故胁肋疼痛而拘急，即所谓胁痛里急者。喜温欲按，舌苔脉象亦为寒邪内凝之故也。

【临床应用】现代临证，本方为食补良方，故常用于产后诸虚百损，亦宜虚寒腹痛、腰痛、白带多、泄泻等见本方证者。

【案例】

1.宋传荣医案：李某，男，55岁，1988年2月12日诊。胃脘疼痛4年，遇寒或空腹加重，得温得食则减，痛甚时口吐清涎，自觉胃脘部发凉如有一团冷气结聚不散，曾在某医院检查确诊为十二指肠球部溃疡。久服西药及中药理中、建中之剂，进药则缓，停药则发，终未得除。西医曾劝其手术治疗，因其畏惧而未从。舌淡胖嫩，边有齿痕，脉细弱。辨证为中阳不足，气血虚寒。因观温胃散寒之品前医皆用，遂书当归生姜羊肉汤原方：当归10g，生姜60g，羊肉60g。1剂进，患者自觉腹中温暖舒适，服至10剂，胃部冷感基本消除。后改方中生姜为30g，又续服40余剂，诸症得平，停药至今，未见复发。按：本案胃脘痛缘于脾胃阳虚，寒凝胃府，故方用生姜独重以温胃散寒，当归活血以通胃中血络寒凝之涩，羊肉温胃以滋化源之本。阳虚得温，寒凝得散，故疼痛消失。摘自：宋传荣.当归生姜羊肉汤治验［J］.实用中医内科杂志，1990（03）：31.

2.张介眉医案：胡某某，女，38岁。因滞产早破水而行剖宫产，第三日出现高热，体温波动于39℃左右，疑术后感染，治疗10余日罔效。刻下症见：发热，微恶寒，口干喜热饮，二便调，食减，面色苍白，腹软无压痛，恶露少许，色淡红，无异味，舌淡苔薄白，脉弦数，重取无力。白细胞总数：11.6×10^9/L，中性82%，淋巴18%，此为产后失养，气弱血虚，阳浮外越。处方：当归50g，生姜10g，羊肉100g。炖服，每日1剂，服3剂后热退，体温正常，无恶寒感，但喜热饮，脉弦细，舌淡，续进1剂，将息调养而愈。按：《素问·生气通天论》曰："阴者，藏精而起亟也，阳者卫外而为固也。"今剖腹而产，失血过多，气随血失，势必阴不能藏精而起亟；阳不能卫外而为固，虽受微寒，易致表里失和，而为发热恶寒等症。本案无腹痛，似乎方证不符，然则血虚而寒伤里，则多为腹痛。若血虚而卫外不固，寒伤于外，则多见发热恶寒等，是病证不一，而原因略同。摘自：张介眉，王友明.经方运用举隅［J］.湖北中医杂志，1987（05）：26+31.

乌头桂枝汤

【原文】寒疝腹中痛，逆冷，手足不仁，若身疼痛，灸刺诸药不能治，抵当乌头桂枝汤主之。乌头桂枝汤方：乌头，上一味，以蜜二斤，煎减半，去滓，以桂枝汤五合解之，得一升后，初服二合，不知，即取三合；又不知，复加至五合。其知者，如醉状，得吐者，为中病。桂枝汤方：桂枝三两（去皮），芍药三两，甘草二两（炙），生姜三两，大枣十二枚。上五味，剉，以水七升，微火煮取三升，去滓。

【释义】本条论述寒疝兼有表证的证治。寒疝主证为腹痛，由阴寒内结而引起，寒盛则阳衰。阳气不行，经脉不通则痛，阳气不能通达于四肢，则手足逆冷，甚则麻痹不仁。腹痛剧烈而伴见手足逆冷，此为寒疝发作时所常见。本条所述，除寒疝主证外，还见有身体疼痛，此由感受外寒，邪滞肌表，阳气被郁，营卫不和所致。如此，既有阴寒内盛，又有外寒束表，表里皆寒而内外俱病，则用一般的灸刺或药物难以取获，故须用乌头桂枝汤峻猛之剂表里两解方能缓解。

【临床应用】乌头桂枝汤临床常用于治疗骨关节疾病（包括痛风、坐骨神经痛、风湿及类风湿性关节炎等），症见腹中疼痛，手足逆冷，冷甚则手足麻痹不仁，身体疼痛，或恶寒，头痛，舌淡，苔白润，脉沉细等，辨证属于风寒湿邪外侵，且以寒邪为甚者。临证加减：以上肢痛为主者，加羌活、白芷、威灵仙、姜黄、川芎等；以下肢关节痛为主者，加独活、牛膝、防己、萆薢等；以腰腿痛为主者，加杜仲、桑寄生、狗脊、川断、淫羊藿等；血瘀甚者，加穿山甲、五灵脂等。

【案例】

1.王建伟医案：马某某，男，36岁，1994年8月6日初诊。患者平素怕冷，暑季席地而卧，醒来腰部剧痛，丝毫不得动弹，由家人抬来就诊。诊见腰部被动体位，不能活动，疼痛难忍，冷汗出，舌淡红、苔薄白，脉沉细。此为阳虚寒侵，阳气不运，寒阻经脉。处方：制川乌12g（另包，生姜水先煎），桂枝10g，炒白芍10g，大枣10枚，炙甘草5g。上药煎服2剂，仅存腰部微痛，活动自利。继服2剂痊愈。按：本例患者素体阳虚，阳虚则生内寒，复受外寒侵袭，留滞经脉，不通则痛。证属表里俱寒，阳气痹塞，故以乌头桂枝汤治之。方中乌头大辛大热，祛寒止痛；桂枝汤调和营卫以散表寒。摘自：王建伟，马勇，沈杰枫.《金匮要略》方临证新用举隅［J］.山西中医，1997（06）：46.

2.刘兴志医案：欧某，男，56岁。于1987年4月28日，因腹部剧烈绞痛而住院，确诊为"过敏性结肠炎"，经治疗效果不显，而邀中医诊治。初诊：腹中痛，痛则欲便，自汗出，泄后痛缓，稀便挟黏液，日三四次。常头昏倦怠，夜寐不安。舌淡红、苔白而润，脉弦缓。据《内经》"中气不足，便是寒"论，相继以健脾益气，缓中止痛，温阳助运，散寒止泄等法治之。次诊：患者素耐温补，适逢痛泄，上法报之本应合拍，反改无效何以故？张锡纯有云：温中止泄不效者，当虑腹泄日久，元阳亏损，宜加味四神丸，以法治之。其中以四神丸补命门之火，加天生黄、山药、小茴、罂粟壳、炒诃子皮、赤石脂、炙甘草补虚收涩；公丁、川椒、肉桂温中止痛；再以乌梅增强止泻作用。再诊：病根不除，报上方虽见小效，不料又于某晚腹中骤然绞痛，冷汗出，呕吐清水，四肢厥冷，手足不仁，当即稀便数次，舌质青，苔以白做底，上浮有淡黄而润，脉弦紧。统观病情，仔细斟酌，此属阳气虚衰，阴寒内结，非辛热通阳之剂难以破其沉寒固冷。遵仲景法，投《金匮》乌头桂枝汤，乌头30g（与白蜜60g同煮），桂枝10g，杭芍12g，炙甘草10g，白术15g，茯苓15g，广木香6g，公丁6g，生姜5片，大枣5枚。末诊：服上方后，诸恙俱减，病趋好转，寒积渐散，随加葛根10g以升清阳，助阳化运；干姜易生姜重在温中回阳；肉蔻意在温中止泻，酸枣仁以养心安神。仅服5剂，竟获治愈。随访年余，患者安然无恙。按：本案为过敏性结肠炎，以痛泄为主证，属中医之"寒疝"。其病机恰与仲景《金匮要略》中"寒疝"相吻合。凡寒疝寒偏盛者，皆以乌头与白蜜同煮。视其病势程度不同，有煎（或汤）和乌头桂枝汤的区别，本案则选择后者。加白术、茯苓以助脾运湿；木香、公丁以增强温通止疼之效；更加葛根宣畅、升发阳气。诸药相用，共奏温通破散之功，病乃告愈，此即阳胜而阴自化之理也。

摘自：刘兴志.乌头桂枝汤治疗过敏性结肠炎一则［J］.云南中医杂志，1983（06）：55.

麻子仁丸

【原文】趺阳脉浮而涩，浮则胃气强，涩则小便数，浮涩相搏，大便则坚，其脾为约，麻子仁丸主之。麻子仁丸方：麻子仁二升，芍药半斤，枳实一斤，大黄一斤，厚朴一尺，杏仁一升。上六味，末之，炼蜜和丸梧子大，饮服十丸，日三，以知为度。

【释义】诊趺阳脉主候脾胃病，趺阳脉浮而涩，浮是举之有余，属阳脉，主胃热气盛；涩是按之滞涩而不流利，属阴脉，主脾脏津液不足，脾阴不足，则不能为胃行其津液而肠道失润；胃热气盛，则胃阴为其所伤，膀胱为其所迫，故见大便干结，小便频数细长之症。此即胃强脾弱的脾约病，盖脾受胃热约束之故也。治宜泄热润燥，缓通大便的麻子仁丸。

【临床应用】本方常用于燥结、微痞、微满、腹不痛、饮食正常的习惯性便秘以及痔疮便秘而偏于实证者；肛肠外科手术后大便干燥者；热性病后大便干结，或大便多日不通引起头痛眩晕，食欲不振者，均有较好的疗效，且无腹痛等副作用。

【案例】

1.周锦友医案：邓某，女，45岁。患口腔溃疡2年余，曾服中西药不效，自用黄连一味泡水代茶饮，日数次，初感心里清凉，后愈饮则口舌溃烂愈甚，又加大黄连之量，数日后出现肢胀，大便不通，于1982年6月上旬就诊。症见口舌生疮，口干喜饮，腹胀不敢食，大便七日未行，小便频数，脉弦稍数，舌质红，薄黄苔，此脾约证也。处方：麻仁20g，白芍10g，枳实10g，生军10g，厚朴10g，杏仁10g，2剂。二诊：大便通，解出燥屎数枚，腹胀全消，小便正常，舌溃烂亦有好转，脉细，舌红、薄白苔。拟生脉散加味收功，药尽症除。按：此脾约证之形成，实与过服黄连有关，黄连味苦，苦味属火，火能燥土，脾气失于濡养，不能为胃行其津液，致胃强脾弱。故《素问·生气通天论》曰："味过于苦，脾气不濡，胃气乃厚"。正言此证也。摘自：周锦友.脾约证治验一例［J］.湖南中医学院学报，1983（02）：41.

2.彭正炎医案：翁某，男，42岁，工人，脱发年余，屡经医治，终难获效。症见头皮全秃，胡须纤细稀疏，触之可掉，形体壮实，面色潮红，牙龈肿痛，口中臭秽之气熏人，大便秘结，溲黄，舌苔薄黄干燥，脉沉细而滑，此乃一派胃肠积热，津液耗伤之象，治当清热润下。处方：火麻仁10g，大黄10g，白芍10g，枳实10g，厚朴10g，杏仁10g，金银花10g，蒲公英24g。服5剂后，大便二日一行，口臭龈肿见消。因近期外出服汤剂不便，遂改服成药麻子仁丸，半月后患者诉头皮瘙痒，隐隐可见茸发新生，大便已一日一行，但仍干结。盖发乃血之余，脱发日久，毛窍必瘀，瘀热不去，新发难生。遂改服猪膏发煎，嘱患者每日取近猪皮处之脂膏四两，健康人头发一两，混合煎煮，发消药成。越旬日，患者诉大便畅通无所苦，唯小便频多，头已满布新发，遂予何首乌、生熟地各50g，每日煎汤代茶饮，以善后调治。按：此案脱发，病位系于上（头皮）。究其因乃在下之胃肠积热，腑气不畅，瘀热互阻。仿上病下取之气反治法。初用麻子仁丸以清热润下，冀腑气通顺，浊热下降；俾清气上升，发得其养。尔后改为猪膏发煎，取猪膏润燥通便清热，用乱发消瘀，于是瘀热得清，新发而生，其病告愈。摘自：彭正炎."气反"治验二则［J］.湖北中医杂志，1992（01）：40.

甘姜苓术汤

【原文】肾著之病，其人身体重，腰中冷，如坐水中，形如水状，反不渴，小便自利，饮食如故，病属下焦，身劳汗出，衣（一作表）里冷湿，久久得之，腰以下冷痛，腹重如带五千钱，甘姜苓术汤主之。甘草干姜茯苓白术汤方：甘草、白术各二两，干姜、茯苓各四两。上四味，以水五升，煮取三升，分温三服，腰中即温。

【释义】腰为肾之外府，腰部感受寒湿，留着而不去所形成之疾病，谓之肾著。肾著之成因，乃劳动汗出之后，腰部感受寒湿，阳气痹着不行，即所谓"身劳汗出，衣里冷湿，久久得之"之意也。"身劳汗出"后，腠理开泄，则阳气易虚；"衣里冷湿"时则寒湿易留著于腰；"久久得之"者，言明日久失治，病程较长之为患。肾著之主症为"身体重""腰中冷""如坐水中"等。寒湿之邪，阻滞经络或肌肤，故"其人体重"；阳气不能布达腰，故"腰中冷"；因寒湿阴淫之邪留滞肌肤，并非肾脏本身之病变，水道尚通调，仅寒湿之气不化，故"如坐水中"之状。又上焦无热，津液能布，故口"反不渴"；胃中无恙，故"饮食如故"；下焦有寒，则小便清长，故"小便自利"；"腰以下冷痛"者，特别强调"冷痛"，其病位在下焦，即腰以下，故曰"病属下焦"。"腰重如带五千钱"是形容寒湿着于腰之肾著特征。所谓"冷痛者"，乃寒胜之故也；"腰重"者，形容湿胜之见症；"如带五千钱"者，寒邪水气着重之甚也。

【临床应用】临床常用于遗尿、小便失禁、泄泻、妊娠下肢浮肿、妇女年久腰冷带下等病证，属于脾阳不足有寒湿而见本证者。

【案例】

1.孙允中医案：张某某，男，45岁，干部。1965年1月8日初诊：觉腰凉腿冷，身体沉重，当时未加介意。返沈以后，又不慎着凉，腰部酸痛，似难忍受，躬身及转侧大为不利。腹部坠胀，胃痛隐隐，尿频，便溏，舌淡苔白，脉沉细。此为脾肾阳虚，寒湿相搏之证，治以温脾肾，祛寒湿。干姜10g，茯苓15g，白术10g，甘草5g，狗脊20g，川断15g，6剂水煎服。1月18日二诊：腰腿寒凉如初，余症均见好转，以原方加熟附子15g，温化寒湿，续服6剂。1月28日三诊：诸症大减，驱兵再进3剂。2月2日四诊：腰痛、胃痛及腹胀皆止，二便正常，尚觉腰酸，活动不灵，仍以原方出入：干姜5g，茯苓15g，白术10g，甘草5g，狗脊20g，川断15g，桑寄生20g，独活7.5g，6剂水煎服。上药进后，病告痊愈。

按：《金匮要略》云："肾着之病，其人身体重，腰中冷，如坐水中，形如水状，反不渴，小便自利，饮水如故，病属下焦，身劳汗出，衣里冷湿，久久得之，腰以下冷痛，腹重如带五千钱，甘姜苓术汤主之。"本案论治，实师此意。为加补肾强腰之品，实为扶正祛邪。摘自：张英远，孙继先.孙允中临证实践录［M］.沈阳：辽宁人民出版社，1981：70-71.

2.刘季文医案：田某，男，45岁，农民，1969年7月就诊。半月前参加抗洪抢险，淋雨涉水。十余天来腰部冷痛如坐水中，不能转侧。腹胀，身重乏力，大便稀溏，小便清长，舌淡胖、苔白腻，脉象沉濡。此由腠理不密加以涉水冒雨，水寒之邪乘虚而入，袭于肾腑，着而不去，致阳气痹而不行。乃湿伤肾腑之肾着，仿《金匮》肾着汤加减。处方：桂枝9g，茯苓15g，白术12g，细辛6g，干姜6g，杜仲9g，5剂，每日1剂，煎服。药后腰部冷痛大为减轻，腹胀便溏好转，肢体较前轻快，原方续服5剂，诸症消失而愈。按：肾着以肾受寒湿着而不去故名。临床表现以"身体重，腰中冷如坐水中"为特征。仲景以肾着汤治肾着，不用温肾助阳之品，但以甘草、干姜、茯苓、白术温脾利湿，乃肾病治脾之法也。本例在原方基础上，去甘草之甘缓而加桂枝、细辛以温经通阳，宣痹止痛，增杜仲以壮腰健肾扶正祛邪。运用经方，当师其法，而不泥其方，临证方能会通而化裁之。摘自：刘珊之.刘季文医论医案集［M］.长沙：湖南科学技术出版社，1993：99-100.

苓桂术甘汤

【原文】心下有痰饮，胸胁支满，目眩，苓桂术甘汤主之。苓桂术甘汤方：茯苓四两，桂枝、白术各三两，甘草二两。上四味，以水六升，煮取三升，分温三服，小便则利。

【释义】此论痰饮饮停心下的证治。心下，此即相当于胃之所在，故"心下有痰饮"实为饮邪停于胃，属痰饮证。脾胃位居中焦，属气机升降之枢，饮停中焦，必然阻碍气机的升降，浊阴不降，气机不利，故胸胁支撑胀满，清阳不升，则目眩。本证总由饮停心下，气机升降失常所致。

【临床应用】临床常用于治单纯性肥胖症、"干渴（喜热饮）症"、"痰饮经闭"、视网膜水肿以及慢性气管炎脾虚型轻证，凡寒饮伤及脾胃之阳者，均可应用本方治疗。临证加减：头目眩晕甚者，加泽泻；咳嗽呕吐稀涎者，加半夏、陈皮；干呕、巅顶疼痛，肝胃阴寒水气上逆者，加吴茱萸；心悸脉结者，加人参、五味；身瞤动而水气上泛者，加附片；饮家阴吹，胸满咳逆者，去术、草加橘皮、半夏、枳壳、生姜。

【案例】

1.任达然医案：李某某，女，35岁。1981年7月12日就诊。因天气炎热，过食瓜果冷饮，发作头目眩晕，胸闷不畅，泛泛作恶，舌苔白腻，脉象濡滑。证属脾阳不振，痰饮内停，上蒙清阳，给予温阳化饮。处方：茯苓15g，桂枝10g，炒白术10g，法半夏10g，炙甘草6g。2剂，药后眩晕消失，诸症悉平。按：本例属脾阳不振，痰饮内停，清阳被蒙之证。故用本方温阳化饮，振奋脾阳，加法半夏一味，意在和中止呕，加强化痰蠲饮之功。摘自：任达然.苓桂术甘汤的临床运用［J］.江苏中医杂志，1984（04）：37-38.

2.陈松筠医案：颜某某，女，40岁。经常眩晕，反复发作。近觉胸胁逆满，眩晕尤甚，神疲短气，形寒怕冷，恶心欲吐，有时天旋地转，房屋有坠倒之势，张目则甚，闭目则止，诊得脉沉细，舌质淡胖有齿痕，苔白，头面微浮，小便不利。病系脾胃阳虚，不能行水，饮停心下，以致胸胁支满，短气目眩。法当健脾渗湿，温阳蠲饮。方拟：茯苓15g，桂枝10g，白术10g，甘草5g，磁石20g，3剂。二诊：服药后，胸胁苦闷基本消失，但心悸眩晕，头面微浮，尿少肢冷，脉仍沉。拟温阳利水法，处方：附片10g，白术15g，茯苓10g，白芍18g，生姜3片，磁石20g，5剂。三诊：药服完后，眩晕完全消失，诸症亦逐渐就愈。按：本例系脾肾阳虚，气不化水，聚湿成饮所致。尤在泾说："痰饮阴邪也，为有形。以形碍虚则满，以阴冒阳则眩……温则易散……温则能运耳。"治之之法，初则用苓桂术甘汤，健脾渗湿，温化痰饮，继则用真武汤，温阳利水。脾肾之阳气渐复，则阴霾之水饮自除。摘自：湖南中医药研究所.湖南省老中医医案选［M］.长沙：湖南科学技术出版社，1981：181.

十枣汤

【原文】病悬饮者，十枣汤主之。十枣汤方：芫花（熬）、甘遂、大戟各等分。上三味，捣筛，以水一升五合，先煮肥大枣十枚，取八合，去滓，内药末，强人服一钱匕，羸人服半钱，平旦温服之；不下者，明日更加半钱。得快下后，糜粥自养。

【释义】本方为逐水之峻剂，主治饮流胁下，咳唾引痛之悬饮证。饮停胁下，故胁下支满，痛引缺盆，咳嗽则甚。悬饮脉见沉弦，是为饮邪结实之象。方中甘遂善泻经隧之水，芫花善泻胸膈之水，大戟善泻脏腑之水，三药合用，可荡涤胸腹蓄积之水饮。但峻下之药，易伤脾气，故用十枚大枣煎汤送服，一者预养脾气之虚，一者缓解诸药之毒，以其攻邪而兼顾正气。

【临床应用】临床常用本方治疗渗出性胸膜炎、外伤性胸腔积液、难治性胸水和腹水，也可用于符合上述辨证特点的重症流行性出血热少尿期肾功能衰竭、充血性心力衰竭、肾病综合征或肾炎出现水肿顽固不消者、小儿肺炎、胃酸过多、良性颅内压增高、哮喘、眩晕等病而见本证者。

【案例】

1.朱有德医案：患者宋，女，40岁，农民。病痰饮咳嗽日久，饮邪泛滥入皮，周身肿胀，腹大如鼓，气促喘急，不能平卧，二十天来，病情加重，非常痛苦，经治无效。查脉沉弦而细，至数尚齐，尚有生机，脉证合参，乃属悬饮。《金匮要略》云"脉沉而弦者，悬饮内痛"。此为中阳不振，水不运化，结聚胸膈所致。法当峻攻其水，选用《金匮要略》十枣汤治之：甘遂6g，大戟6g，芫花6g（醋炒），大枣10枚，前三味药共为细末，分作两包，先服一包大枣煎汤送下。一包服后约3小时，患者家属告之："患者肠鸣。"余云："肠鸣无妨，必要腹泄，待泻到8次后，煮稀粥温服可止。"果泻8次，饮粥即止。第二日往诊，病去大半，亦能安卧，腹胀稍减，后用理脾涤饮（黄芪、贡术、干姜、白蔻、砂仁、半夏）调理治之而愈。按：此案实系渗出性胸膜炎合并胸水，中医对胸水的认识多为悬饮，本例悬饮虽病久体虚为本，饮邪泛滥为标，控制饮邪已为当务之急，急则治其标，本案选用《金匮》十枣汤逐饮攻水以解危，实为合拍，收效亦显。另有以葶苈大枣泻肺治疗悬饮者，亦常有效，只要药证合辙，立法得当，方药可不必强求划一。摘自：朱有德.老中医医案选［J］.陕西医学杂志，1976（01）：53-54.

2.张绍宗医案：朱某某，女，7岁，九丰公社九丰大队人。1977年9月14日以发热咳嗽、气喘为主诉入院。检查：神志清楚，急性病容，体温39℃，右肺叩诊浊音，语颤减弱，听诊右肺呼吸音弱。X光胸部透视发现右侧第七肋间是液平面，诊断为胸腔积液。经用抗生素等治疗后体温下降至正常，胸水不能解除，西医欲行穿刺抽液。家长虑其年幼不能合作，要求中医治疗。中医辨证，神怯、面色微黄，咳喘胸痛，舌苔薄白，脉沉而弦，乃肺气素虚，复感外邪，肺气郁滞，肃降失司，不能输布津液，水停胸胁所致，病属悬饮。治宜祛邪为先，取十枣汤攻逐水饮。方用甘遂、大戟、芫花各等分为末共研和匀，每次1.5g，用10个枣煎汤送服，每天1剂。服后大便日行七八次，全部为黄色黏液样液体。只一周时间，症状消失，经X光胸部透视复查，证实胸水全部吸收。后用保元汤加减，调养痊愈出院。随访6年未见复发。按：悬饮近似现代医学的胸腔积液范畴。大量的胸腔积液，可以压迫肺脏，影响呼吸，甚至压迫心脏、血管，急需抽液治疗。祖国医学则运用攻逐水饮的方法治疗，效果很好。《金匮要略》痰饮咳嗽病脉证并治篇指出："饮后水流胁下，咳嗽引痛，谓之悬饮。"又曰："病悬饮者，十枣汤主之。"十枣汤方用甘遂、芫花、大戟各等分研末，强人服钱匕（相当3.1g），10个肥大枣煎汤送服。方中甘遂能泻经隧之水，芫花泻上焦之水，大戟泻脏腑之水，三药皆泻水峻剂，使水从二阴而出。大枣甘缓健运中州，以防胃气受损。摘自：张绍宗.医案三则［J］.福建中医药，1981（05）：29+58.

大青龙汤、小青龙汤

【原文】病溢饮者，当发其汗，大青龙汤主之；小青龙汤亦主之。大青龙汤方：麻黄六两（去节），桂枝二两（去皮），甘草二两（炙），杏仁四十个（去皮尖），生姜三两（切），大枣十二枚，石膏如鸡子大（碎）。上七味，以水九升，先煮麻黄，减二升，去上沫，内诸药，煮取三升，去滓，温服一升，取微似汗。汗多者，温粉粉之。小青龙汤方：麻黄三两（去节），芍药三两，五味子半升，干姜三两，甘草三两（炙），细辛三两，桂枝三两（去皮），半夏半升（汤洗）。上八味，以水一斗，先煮麻黄，减二升，去上沫，内诸药，煮取三升，去滓，温服一升。

【释义】"饮水流行，归于四肢，当汗出而不汗出，身体疼重，谓之溢饮。"说明溢饮的形成，因水饮外溢于肌表，当用汗法使饮邪从汗孔排泄，由于不得其法，水饮着于肌体，出现"身体疼重"之证。本条重申汗法，使水饮之邪从汗而解。云："大青龙汤主之，小青龙汤亦主之"者，并非溢饮有"身体疼重"证候，二方可用之。汗法治溢饮，属因势利导之意，至于大、小青龙汤之运用，二者有别。发汗为治溢饮的大法，"身体疼重"，为溢饮用大、小青龙的共同证。饮盛于表兼有郁热者，见脉浮紧，发热恶寒、喘、口渴、不汗出而烦躁等表寒里热的脉证，方可用大青龙汤散寒化饮，清热除烦。如并见恶寒发热、胸痞、干呕、咳喘等外寒里饮之证，方可用小青龙汤发汗兼温里饮。

【临床应用】

1.大青龙汤临床多用于流感、肺炎、支气管哮喘、流行性脑脊髓膜炎、麻疹、胸膜炎、急性关节炎、丹毒、急性肾炎、急性皮肤病性浮肿、急性眼病、卒中等急性热性病初起高热者，而见表寒内热，且烦躁者，均可用之；又急性热病，寒热严重而烦，需发汗清热者，亦可用之。

2.小青龙汤并不限于治表寒内饮证，即使没有表证，但只要属于寒饮咳喘者即可用之。临床多用于流行性感冒、急慢性支气管炎、肺炎、湿性胸膜炎、冷哮喘（包括支气管哮喘）、百日咳、急慢性肾炎、眼病（结膜炎、泪囊炎、虹膜炎之类）等而见于本证者。

【案例】

1.刘浩江医案：石某某，男，36岁，河港大队第四小队社员，1965年11月3日初诊。病已三日，恶寒高热39.5℃，无汗烦躁，头身均痛，脉浮数，舌苔薄白。处方：麻黄、桂枝各一钱半，杏仁三钱，生石膏一两，生甘草一钱，竹茹一钱半，竹叶30片，鲜芦根二尺。水煎服1剂后，寒热即退，但增咳嗽，原方去麻、桂，加桔梗、桑叶各一钱半，又服一剂，病即告愈。按：我们在使用本方时，主要抓住发热恶寒烦躁，无汗或微汗，口干或渴，苔白或微黄，脉浮数。若恶寒重、无汗而口不甚渴者，麻、桂用量略大而生石膏用量略小；若恶寒轻、有微汗而热甚口渴者，则石膏用量宜大，而麻、桂用量宜小。石膏虽属大凉之品，根据我们初步经验，凡高热而有烦躁者，本品必不可少。成人每剂用量至少一两，否则无济于事，口大渴者可用二至三两，亦无流弊。此外，我们每加用芦根和竹叶为引，取两者具有清热生津的作用。摘自：刘浩江.大青龙汤治疗外感高热的体会 [J].中医杂志，1966（03）：23.

2.侯学武医案：董某某，男，57岁，1982年6月15日就诊。患者平素体健，5天前因中午外宿乘凉后发病，先觉恶寒发热，腰及四肢疼痛酸楚，咳嗽气喘，渐觉面部浮肿，继则全身背肿，小便量少。查血压180/100mmHg，尿常规：蛋白++，红细胞+，白细胞+，颗粒管型偶见。医生要求住院治疗，病家考虑住院不便，故来中医科治疗。诊视：患者全身尽肿，头面部尤甚，按之不易复起，口淡不渴，舌苔滑润，脉浮紧。诊断为溢饮。系风寒外束，寒邪闭肺，肺气不宣，不能通调水道，水饮溢于肌肤所致。治宜发汗解表，温散水气。拟小青龙汤化裁：生麻黄9g，桂枝9g，半夏9g，干姜6g，细辛3g，苍术6g，水煎服，3剂。二诊：有汗出，已不恶寒，腰及四肢疼痛减轻，小便量增多，水肿稍减。继用上方加茯苓20g，商陆6g，再进3剂。三诊：水肿基本清退，其他症状消除，唯觉腰酸乏力。检查尿常规：蛋白±，其他均为阴性。再服金匮肾气丸两周，诸症尽除。按：本方为表寒内饮（表里俱寒）之喘咳和溢饮而设。但由于患者体质强弱，患病暂久，感邪轻重等多种不同因素的影响，所表现的临床症状十分广泛多样，临证应综合分析，掌握病机根源，只要具备表寒内饮两方面的症候，便可应用本方。表寒证应以恶寒，特别是背部怕冷感明显（为风寒束肺，肺气不宣，卫阳不展），内饮证应以喘咳，痰稀白（为水饮阻遏，清肃失节），以及舌苔薄白或滑润（为外感内饮搏结）为辨证要点。摘自：侯学武.小青龙汤临证治验［J］.宁夏医学杂志，1989（05）：304-305.

3.何同仁医案：郑某某，男，70岁，于1986年7月8日初诊。患者咳嗽已有五载余，往年冬发夏愈，今年起初至夏咳嗽频发，迄至盛夏，尚穿棉衣，夜睡盖棉被，凛凛恶寒，背部更甚，咳吐稀痰，日夜端坐不能平卧，舌苔薄白，脉浮，无汗，此系风寒外束，饮邪内停，阻遏阳气，肺气失宣，治法宜温肺化饮，解表通阳。处方：炙麻黄6g，姜半夏8g，五味5g，干姜6g，白术8g，白芍8g，北细辛3g，炙甘草4g，煎服3剂。复诊：7月12日，患者自诉：服药后，咳嗽已稀，已弃棉衣，畏寒亦减，除邪务尽，原续服5剂，重用干姜加至8g，北细辛加至4g。三诊：7月19日，患者小青龙汤已服8剂，咳嗽全平，已穿单衣，睡席子，夜床通宵，唯动则气喘，该病在肺。久必及肾，需补肾气，配七味都气丸常服，以图根除。按：本案西医诊断为慢性支气管炎，中医认为外寒内饮，饮重于表，故用小青龙汤为重点，取其温肺化饮，加白术8g健脾制水，杜绝其制饮之源。服药后，饮邪化而阳气得宣，故恶寒减而咳嗽自平。摘自：何同仁.小青龙汤临床治验［J］.黑龙江中医药，1988（06）：21-22.

木防己汤、木防己去石膏加茯苓芒硝汤

【原文】膈间支饮，其人喘满，心下痞坚，面色黧黑，其脉沉紧，得之数十日，医吐下之不愈，木防己汤主之。虚者即愈，实者三日复发，复与不愈者，宜木防己汤去石膏加茯苓芒硝汤主之。木防己汤方：木防己三两，石膏十二枚（鸡子大），桂枝二两，人参四两。上四味，以水六升，煮取二升，分温再服。木防己去石膏加茯苓芒硝汤方：木防己、桂枝各二两，人参、茯苓各四两，芒硝三合。上五味，以水六升，煮取二升，去滓，内芒硝，再微煎，分温再服，微利则愈。

【释义】本条论述支饮重证的证治。既属"支饮"，必然饮聚胸膈，阻遏胸膈间的气机，致心阳不展，肺气不降，故"其人喘满"。饮在胸膈，波及胃脘，气滞不舒，所以"心下痞坚"。饮阻胸膈，不仅可使气郁化热，还会妨碍营卫的运行。营卫运行不利兼饮热上蒸，则"面色黧黑"。寒饮深结在里，故其脉沉紧。上述脉证总由邪实内阻，饮郁化热所为。若病情迁延数十日，又经吐、下等攻法误治，必定会损伤正气。正气既虚，饮邪更难去，以致形成正虚邪实，饮热阻滞的支饮重证。故宜补虚通阳，利水散结，用木防己汤主治。服药后，饮消热清，气机畅行，心下痞塞坚实变为虚软，病即趋愈。如果药后心下痞坚结实如故，尽管有某些症状改善，但预计数日内病情又将复发，因为心下痞坚依然，说明饮结未散，此时再服木防己汤仍无改善者，是药证不尽相合，病重药轻，应当加强消饮散结之力，故用木防己汤去石膏加茯苓芒硝汤主治。

【临床应用】临床多用于痹证、胸腔积液、渗出性胸膜炎、渗出性心包炎及慢性支气管炎、肺心病而见本方证者。木防己去石膏加茯苓芒硝汤亦常用于胸腔积液、渗出性胸膜炎、肺心病、风心病等而见本方证者。

【案例】

1.沈敏南医案：俞某某，男，56岁，农民，于1978年2月2日诊治。患者慢性咳嗽史已10年，遇冷天更甚，面色黧黑，精神疲乏，咳嗽气逆近日加剧，痰呈泡沫样，头昏且晕，畏寒，纳差，脘胀，时觉呕恶，呕吐痰涎，眼胞微肿，唇疮，舌质红苔白腻，脉象浮大而软。检查：慢性病容，桶形胸，两肺呼吸音低，粗糙，两下肺闻及湿啰音，心无异常发现，肺透肺纹理增深，纵膈下降，双肺透光度增强。诊断气管炎，肺气肿，此属痰饮，治以木防己汤加味，以桂枝、制半夏、白芍、百部、石膏各10g，党参30g，防己15g，干姜、五味子各5g。服5剂后，呕吐已止，脘胀已除，前方继服7剂，病情显著缓解。按：《金匮要略·痰饮咳嗽病脉证》篇："膈间支饮，其人喘满，心下痞坚，面色黧黑，其脉沉紧，得之数十日，医吐下之不愈，木防己汤主之。"该例虽未经过吐下误治，但起病10年，病久气虚，有精神疲乏，脉浮大而软，病久失治，必邪留不去，症见面色黧黑、咳嗽气逆、眼胞浮肿是痰饮内聚之象；呕吐脘胀，头昏且晕，是痰饮上逆之故。清·尤怡曰："痞坚之处，必有伏阳，吐下之余，定无完气"。此症是痞坚之处，必有痰饮，痰饮日久，势必化热，病久体虚，定无完气。用木防己汤，防己利水消肿，石膏清热泻火，党参益气补肺，桂枝温阳以蠲痰饮，五味、干姜同用，开肺气之闭，敛肺气之逆，白芍酸寒，监桂、姜之辛热，制半夏蠲饮和中，百部宣肺止咳。摘自：沈敏南.木防己汤的临床应用和体会［J］.成都中医学院学报，1979（03）：71-74.

2.钱守章医案：朱某某，男，61岁，退休职工。患者于1985年6月14日突发高热，经门诊治疗数次，高热仍有增无减，故于6月21日入院观察。入院时：体温39.2℃，脉搏96次/分，呼吸20次/分，血压110/70mmHg，呈明显贫血貌，皮肤黏膜无出血点，黏膜及结膜苍白，全身浅淋巴结未见肿大，肝肋下1指，剑突下2指，脾肋下1指，右上中腹部压痛（+）。经过治疗，体温及贫血均无明显改善，近二周来，头昏，肝脏有进行性肿大且大便潜血（+～++），查后终无结论，而仍呈弛张性高热，傍晚时热度最高达39.8℃。刻下症见：面色苍白，似有银灰色，心下痞坚，气短，晨起眼睑微浮，入夜小腿有肿，纳差，溲欠，大便滞涩而量少，不坚实。触诊心下（剑突下）犹痞坚拒按，四肢微发凉，六脉紧实，舌淡胖略带青紫。高热已延二月，理应为虚，但邪热仍盛，虚实夹杂。《金匮要略·痰饮篇》云："膈间支饮，其人喘满，心下痞坚，面色黧黑，其脉沉紧得之数十日，呕吐下之不愈，木防己汤主之。"木防己20g，桂枝15g，党参25g，石膏40g（先），茯苓20g，滑石25g，试以4剂（医嘱：如有不良反应，当即停药）。服后胃纳转佳，大小便通利，脉较前已缓，再诊舌胖大、无津、舌中下陷，乃阴营亏极，前药利尿通便，阴营更有劫伤，故予上方添加黄芪、白芍、元明粉，即处方为：黄芪30g，白芍30g，元明粉10g（冲），木防己20g，桂枝15g，党参25g，石膏40g（先），茯苓20g，滑石25g，另加琥珀末3g（后），3剂。药后食纳大增，大小便通畅，神清气爽。以原方略施增损，续服1月，健康出院，至今已年余，随访健康。按：该病是气郁（郁之日久）引起之湿聚，即"气留而不行者，为气先病也。"《难经·二十二难》中木防己汤之方义：防己、桂枝，一苦一辛，行水而散其结气，石膏又为"三经气分药"，辛寒质重，清解肌郁而热达于表；党参甘温以补虚，以增强其斡旋之力。诸药相合，为行水散结之功，水土合德，乾坤旋运，百病乃治。摘自：钱守章.木防己汤治愈持续14天高热［J］.中医药研究，1987（03）：42.

3.王付医案：沈某，女，53岁，1977年5月9日初诊。自诉：风湿性心脏病已6年，近日病证加重，前来就诊。刻诊：心悸，气喘不得卧，短气不足以息，胸闷，全身浮肿，面色黧黑，颧部暗红，时有咳嗽，大便干，小便尚可，舌淡，边有齿痕，苔薄黄，脉缓。辨证为阳郁饮阻胸膈证，其治当通阳破饮，益气利水，以木防己去石膏加茯苓芒硝汤加减：木防己6g，桂枝6g，人参12g，茯苓12g，阿胶10g，芒硝3g，炙甘草12g，蛤蚧一对。6剂，1日1剂，水煎2次分3服。二诊：心悸，气喘减轻，又以前方6剂之后，以前方累计服用70余剂，病证得以控制，自此停止服药半年，一切尚可。之后，又以前方药制成丸以巩固疗效。按：风湿性心脏病，其病机多数是气血阴阳或瘀血阻滞等。笔者根据病人证候特点，紧紧抓住其审证要点是心悸，气喘不得卧，短气不足以息，胸闷，全身浮肿，面色黧黑，苔黄腻。以此用木防己去石膏加茯苓芒硝汤以通阳涤饮，加甘草以益气复脉，蛤蚧补虚定喘止悸。方药相互为用，以达治疗效果。摘自：王付.经方实践论［M］.北京：中国医药科技出版社，2006：398-400.

泽泻汤

【原文】心下有支饮，其人苦冒眩，泽泻汤主之。泽泻汤方：泽泻五两，白术二两。上二味，以水二升，煮取一升，分温再服。

【释义】本方治饮邪所致之眩冒证。由于饮停心下，浊阴上冒，清阳被遏，故头晕目眩。方中泽泻重用为君，以利水渗湿除饮。李时珍云："脾胃有湿热则头重而目昏耳鸣，泽泻渗去其湿，则热亦随去，而土气得令，清气上行，天气明爽，故泽泻有养五脏，益气力，治头眩，聪耳明目之功。"臣以白术，健脾燥湿，湿邪去，脾气旺，清阳自升。此二药一重祛饮，使既停之饮邪从小便而去；一重健脾，使水饮既化而不复聚。

【临床应用】泽泻汤所治的眩晕证常由梅尼埃病引起，此外也可见于前庭神经元炎、高血压病、脑椎-基底动脉供血不足、脑外伤后遗症以及由脑动脉硬化、血黏度增高、颈椎病椎动脉受压等多种因素引起的老年脑性眩晕等见于本方证者。

【案例】

刘渡舟医案：朱某，男，50岁，1967年，因病退休在家，患病已两载，百般治疗无效。其所患之病，为头目冒眩，终日昏昏沉沉，如在云雾之中。且两眼懒睁，两手发颤，不能握笔写字，颇以为苦。切其脉弦而软，视其舌肥大异常，苔呈白滑，而根部略腻。辨证：此证为泽泻汤的冒眩证。因心下有支饮，则心阳被遏，不能上煦于头，故见头冒目眩；正虚有饮，阳不充于筋脉，则两手发颤；阳气被遏，饮邪上冒，所以精神不振，懒于睁眼。至于舌大脉弦，无非是支饮之象。治法：渗利饮邪，兼补脾气。方药：泽泻24g，白术12g。按：此方即泽泻汤。药仅两味，而功效甚捷。清人林礼丰认为："心者阳中之阳，头者诸阳之会。人之有阳气，犹天之有日也。天以日而光明，犹人之阳气会于头，而目能明视也。夫心下有支饮，则饮邪上蒙于心，心阳被遏，不能上会于巅，故有头冒目眩之病……故主以泽泻汤。盖泽泻气味甘寒，生于水中，得水阴之气，而能制水；一茎直上，能从下而上，同气相求，领水饮之气以下走。然犹恐水气下而复上，故用白术之甘温，崇土制水者以堵之，犹治水者，之必筑堤防也。"他的话反映了泽泻汤证的病机和治疗的意义。或问，此证为何不用苓桂术甘汤之温药以化饮？盖泽泻汤乃单刀直入之法，务使饮去而阳气自达；若苓桂术甘汤，嫌其甘缓而恋湿，对舌体硕大，而苔又白腻，则又实非所宜，此故仲景之所不取。若服泽泻汤后，水湿之邪已减，而苓桂术甘之法，犹未可全废，而亦意在言外矣。患者服药后的情况，说来亦颇耐人寻味。他服第一煎，因未见任何反应，乃语其家属曰：此方药仅两味，吾早已虑其无效，今果然矣。孰料第二煎服后，覆杯未久，顿觉周身与前胸后背染染汗出，以手拭汗而有黏感，此时身体变爽，如释重负，头清目亮，冒眩立减。又服两剂，继续又出些小汗，其病从此而告愈。摘自：刘渡舟.谈谈《金匮》的泽泻汤证[J].中医杂志，1980（09）：17-18.

己椒苈黄丸

【原文】腹满，口舌干燥，此肠间有水气，己椒苈黄丸主之。防己椒目葶苈大黄丸方：防己、椒目、葶苈（熬）、大黄各一两。上四味，末之，蜜丸如梧子大，先食饮服一丸，日三服，稍增，口中有津液。渴者，加芒硝半两。

【释义】本方为痰饮水走肠间而设。由于饮邪结聚肠间，气机停滞，故腹为之满；水积于下，气不化水，津不上承，故口舌干燥；饮阻气滞，水气相击，可闻及肠间辘辘之声；饮积大肠，传导失司，可见大便涩滞；饮邪内停，气不化水，常伴小便不利等证。本证重点在于饮邪内结，壅滞不通。饮邪结实，法当攻逐，故治以己椒苈黄丸，攻逐水饮。

【临床应用】临床多用于胸水、腹水、喘息、胸痹、痰饮闭经、幽门梗阻、肺心病水肿、风湿性心脏病等病症，而见本方证者。临证加减：二便俱闭者，加牵牛；喘咳证为主者，合三拗汤，以开泄肺气；痰涎壅盛于肺者，合三子养亲汤，以化痰下气；以水肿为主者，合五苓散、五皮饮，以分利水湿；以胀满为主者，加厚朴、槟榔、枳实、青皮，以行气宽中；久病体虚，中气不足者，加党参、白术、黄芪，以益气行水。

【案例】

1.赵锡武医案：患者蔡某，女，65岁。因患肺心病住院。周身重度浮肿，喘咳、不得平卧，腹胀、口干、舌燥，二便不利。心电图报告：可见肺型P波。X线胸部摄片：右心室段明显延长膨隆，两肺广泛性索条状模糊阴影。西医根据病史及检查所见，诊断为：老年性慢性支气管炎，阻塞性肺气肿，慢性肺源性心脏病，心力衰竭Ⅲ级。综观前症，参以脉尚有余，舌紫苔腻，证属阳气阻遏，津液不能上承之故。处方：防己30g，葶苈子30g，椒目15g，大黄10g，麻黄10g，补骨脂15g。煎服。药后5天，咳喘轻减，二便通畅，水肿见消，病情缓解。按：近年有不少报告谓，葶苈子对肺心病心衰者，有一定疗效。看来本药在防治肺心病方面，可能有一定苗头。查《药性本草》谓本药有"疗肺痈、上气咳嗽，止喘促，除胸中痰饮"。李时珍《本草纲目》更明确说："肺中水气胀满急者，非此不能疗。"以赵老的经验体会，本品终归属清化热痰一类药品，倘若寒痰内留者，仍宜同辛散之品相伍。所以，常将麻黄、桂枝、防己、椒目同用，以治肺中寒饮。摘自：于天星，赵荃.赵锡武老中医谈扶阳抑阴［J］.中医杂志，1980（08）：15-17.

2.唐祖宣医案：马某某，男，55岁，1981年元月诊治。患肺源性心脏病10余年，长年咳嗽、心悸。1980年入冬后心悸加重，周身浮肿，喘息难卧，因心力衰竭而住院。症见：面色青黑，周身浮肿，腹满而喘，心悸，不能平卧，唇口紫绀，痰涎壅盛，四肢厥冷，二便不利，舌质紫，苔薄黄，脉细促，脉率110次/分，血压86/50mmHg。此属久病正虚，腑气不通，大虚之中有盛候，治宜肃肺降浊，兼以益气温阳。方用：防己15g，炮附片15g，椒目5g，葶苈子5g，大黄5g，干姜10g，红参10g，茯苓30g，嘱其浓煎频服。3剂后，便出脓样黏秽粪，小便通利，下肢转温，心悸喘促减轻，服10剂后肿消，能下床活动，继服24剂，症状基本消失，能作轻体力劳动，追访一年未复发。按：己椒苈黄丸为肃肺荡饮、通腑坠痰之峻剂，仲景用以治疗腹满，肠间有水气等症，以苦寒之剂逐饮通腑，能使饮从小便而出，邪从大便而下，能逐上焦之饮，又泻中焦之热，兼利下焦之湿。临床体会，凡痰饮、悬饮、溢饮、支饮等辨为病机属痰湿热郁结者，皆可以本方加减施治。摘自：唐祖宣.己椒苈黄丸的临床运用［J］.湖北中医杂志，1984（02）：18-19.

五苓散

【原文】假令瘦人脐下有悸，吐涎沫而癫眩，此水也，五苓散主之。五苓散方：泽泻一两一分，猪苓三分（去皮），茯苓三分，白术三分，桂枝二分（去皮）。上五味，为末，白饮服方寸匕，日三服，多饮暖水，汗出愈。

【释义】此论水饮停聚中、下二焦的证治。瘦人，无论是素体禀形还是因病而致者。凡出现脐下部位跳动不适，总由水饮在下焦扰动所致，与阴阳气血虚所致的"心中悸"不同，因为吐清涎白沫一症更是水饮在中，随气逆上涌的明证。水饮停聚中下二焦，致清阳不能上达清窍，浊阴不能从下窍外出，故见头目晕眩。本证总由水饮停聚中下二焦，扰动泛逆所致，故用五苓散化气利水，导饮外出。

【临床应用】临床多用于治疗泄泻、水肿、眩晕、小儿多饮遗尿、肾炎、肾性水肿、胃脘痛、心包积液、顽固性头痛、低热、肌衄、咳喘、汗证、不寐、早期肝硬化并少量腹水、慢性充血性心力衰竭、结核性渗出性胸膜炎、百日咳、肥胖等证属脾虚失运，水饮或湿邪内盛者。

【案例】

1.李大宽医案：李某某，女，29岁，工人，婚后5年未孕。1978年6月7日诊：1年前始感口渴欲饮，之后逐渐加重，半年后渴饮无度，奔赴国内九大城市13家大医院多方检查，均排除糖尿病、尿崩症。先后经过30余名中西医生治疗，终未见效，病因亦未确诊。至此每昼夜可饮水15水瓶（约3万毫升）。来诊时手端茶杯，随人提瓶，虽频频饮水，但仍口渴心烦。患者面色㿠白无华，心情焦急，纳可眠差。虽值夏季亦感恶寒，小便清长，月经延期量少，脉细数而滑，舌质淡、苔薄而燥。苦思良久，拟温阳化气之重剂五苓散试服，处方：桂枝30g，茯苓60g，白术50g，泽泻50g，猪苓30g。3剂后，烦渴渐减。效不更方，又进5剂，渴减三分之一，已不恶寒。约服20剂时，全无渴意，神色转佳。嘱每间日1剂，再服10剂以巩固疗效。1年后生一男婴，至今身健，未曾复发。摘自：李大宽.临床运用古方一得〔J〕.上海中医药杂志，1988（11）：28-29.

2.董圣群医案：张某某，女，37岁，工人。反复发作性眩晕、恶心、呕吐4年，再发伴加剧4天。经五官科检查，诊断为内耳眩晕病。舌质淡苔白，脉濡。处方：泽泻20g，猪苓12g，茯苓12g，白术10g，桂枝10g，每日1剂，煎汤200毫升，分3次服。服药3天后眩晕、耳鸣、恶心、呕吐明显减轻，服药一周后症状完全消。按：内耳眩晕病，亦称梅尼埃综合征，一般认为是因内耳血管运动神经功能失调，迷路动脉痉挛，使内耳淋巴产生过多或吸收障碍，导致迷路水肿及内耳淋巴系统压力增加所致。五苓散中的泽泻、猪苓、茯苓利水消肿，白术健脾化湿，桂枝通阳化气、活血化瘀。现代实验研究，五苓散能调节血液、淋巴液和组织间液的渗透压作用，从而使迷路水肿减轻或消失，内耳淋巴系统压力降低乃至恢复正常，使眩晕、耳鸣、恶心、呕吐等症状痊愈，故可用以治疗内耳眩晕病。摘自：董圣群.五苓散治疗内耳眩晕病［J］.浙江中医学院学报，1989（01）：24.

桂苓五味甘草汤、苓甘五味姜辛汤

【原文】咳逆倚息，不得卧，小青龙汤主之。青龙汤下已，多唾口燥，寸脉沉，尺脉微，手足厥逆，气从小腹上冲胸咽，手足痹，其面翕热如醉状，因复下流阴股，小便难，时复冒者，与茯苓桂枝五味甘草汤，治其气冲。桂苓五味甘草汤方：茯苓四两，桂枝四两（去皮），甘草三两（炙），五味子半升。上四味，以水八升，煮取三升，去滓，分三温服。冲气即低，而反更咳，胸满者，用桂苓五味甘草汤，去桂加干姜、细辛，以治其咳满。苓甘五味姜辛汤方：茯苓四两，甘草、干姜、细辛各三两，五味子半升。上五味，以水八升，煮取三升，去滓，温服半升，日三服。

【释义】桂苓五味甘草汤为服小青龙汤后，下焦阳气被扰，逆而上冲，故症见气从少腹上冲胸咽，其面翕热醉状，时作昏冒。冲气之特点是时冲时平。肾阳既虚，复加饮邪阻遏，阳气不能四布，故手足厥逆而痹；阳虚于下，肾气不化故小便难。本证属上盛下虚，以肾虚气冲上逆为主，治当温肾阳，降逆气，佐以化饮。服桂苓五味甘草汤之后，冲气已平。但上焦隐伏之寒饮复动，而致咳嗽胸满发作，治应温肺化饮，方用苓甘五味姜辛汤。

【临床应用】

1.桂苓五味甘草汤临床多用于治疗低血压、植物神经功能紊乱、肺不张、肺气肿、肺心病、充血性心力衰竭、癔病、哮喘、慢性支气管炎等。

2.苓甘五味姜辛汤临床多用于慢性阻塞性肺病、哮喘、感冒后顽固性咳嗽、慢性肺心病心力衰竭等。临证加减：如治疗慢性阻塞性肺病的寒饮蕴肺兼外感风寒证时，可酌加荆芥、防风、前胡、紫菀、款冬花、法半夏等；治疗感冒后出现的顽固性咳嗽，可与二陈汤合用，其中痰多者，可另加紫菀、款冬花；若咽痒则咳，不能自止者，可加蝉蜕、薄荷；若胸闷，气涌上冲而咳者，可加麻黄、苏子、杏仁等；若咳甚则汗出、乏力者，可加黄芪、白术、牡蛎。

【案例】

1.刘景琪医案：陈某某，女，40岁，1979年10月26日诊。因情志因素致阵发性脐下悸已8个月，每日发作3至5次。发作时自觉从少腹有气上冲，胸闷喉痒，唇麻齿抖，语言不利，面色潮红，并有冷气下行，足冷腿软，步履困难。近一月来症状加剧，头痛畏光，视力减退。发作完毕，一切如常。苔薄白，脉滑数有力。此属冲气上逆，治拟平冲降气。服苓桂五甘汤21剂，诸症消失。随访2年未复发。按：病机为气机逆乱，发为冲气，上行则出现气厥、喘咳、胃痛；下行则有足冷、腿疼。故以平冲降逆之苓桂五甘汤治之，均收显效。摘自：刘景琪.苓桂五甘汤的一方多用［J］.上海中医药杂志，1984（06）：31.

2.徐兴亮医案：刘某某，男，33岁，1987年3月10日诊。患咳嗽、气紧、胸闷半年余，经透视诊断为支气管炎。屡服中西药，其效不佳。症见：咳嗽痰多，清稀色白，胸闷不适，气紧，不能平卧，口渴喜热饮，四肢不温，背心冷，得温则咳嗽缓解，舌苔白滑，脉弦滑。此乃寒痰蓄肺，肺气失宣。治以散寒肃肺，涤痰蠲饮。药用茯苓15g，干姜、苏子各10g，五味子、细辛各6g，甘草3g。水煎服，一日1剂。服上方3剂后，症状减其大半。继服3剂，症状全部消失，惟感食欲不振、气短、乏力。以益气健脾，实卫固表治之：党参、茯苓各15g，黄芪24g，防风、白术各10g，甘草3g。连服3剂，痊愈。按：苓甘五味姜辛汤可用于治疗多种慢性疾病，上述病例只针对久咳不愈而论。笔者认为，久咳与阳虚、肺寒、痰饮内伏于肺有关，对过用寒凉药物和止咳太早也有一定关系。就其病因病机而言，患病日久则导致阳虚阴盛，水饮内停，肺气壅滞，损伤脾阳。阳气被伤，寒从中生，运化失司，则停湿而成饮。复因肺寒，津液不布，聚而为痰饮，进一步导致肺失清肃，宣降失调，而致咳嗽、气逆。本方主要是温肺暖脾，散寒蠲饮。在运用古方、经方的同时，亦要根据实际情况，灵活运用，不能拘守古方而影响疗效。如：方中加苏子以降气平喘、化痰止咳，既可达到肺的生理功能，又能消除致病之因。待症状得以消失之后，还要益气健脾，实卫固表，使脾气得健，肺气得补，正气得复，邪气得除，病乃自愈。摘自：徐兴亮.苓甘五味姜辛汤临床运用体会［J］.四川中医，1990（07）：12-13.

3.洪子云医案：吴某某，男，22岁，工人，1952年12

月20日初诊。病人自幼患哮证，每于气候变化时发病。患病之初，服氨茶碱、喘定等可缓解，近几年发作时常需住院治疗。最近，哮证又作，喉中痰鸣，气急胸高，痰白而黏，面色晦暗，苔白滑，脉弦紧。方拟：白茯苓10g，炙甘草10g，北五味6g，淡干姜6g，北细辛3g，法半夏10g，苦杏仁10g，川厚朴10g，炙紫菀10g，炙冬花10g，前胡10g，全当归10g。6剂。二诊（12月27日）：服药后脉静喘平，嘱服《金匮》肾气丸。按：中医哮证在发作时有冷、热之分，以冷哮较为多见。哮与慢性咳喘虽是不同病证，而病机相似，故治法相通。昔人多以射干麻黄汤主治。对于病程久远，反复发作，洪师习用苓甘五味姜辛汤温肺化饮以治其本，另加止咳化痰、下气平喘之品以治其标。如此，标本兼顾，收效甚佳。若属热哮，于上法中加清热之品亦可收效。摘自：戴玉.已故名医洪子云治寒性咳喘哮证验案选［J］.国医论坛，1989（06）：20-21.

栝楼瞿麦丸

【原文】小便不利者，有水气，其人若渴，用栝楼瞿麦丸主之。栝楼瞿麦丸方：栝楼根二两，茯苓、薯蓣各三两，附子一枚（炮），瞿麦一两。上五味，末之，炼蜜丸梧子大，饮服三丸，日三服。不知，增至七八丸，以小便利，腹中温为知。

【释义】膀胱气化之源，由肾所主，肾阳不足，不能化气于膀胱，所以"小便不利"。小便不利，则水无出路，故"有水气"内停。下焦真阳衰微，既不能化气行水，亦不能蒸腾津液上潮于口，而致上焦燥热，故病人口渴剧烈，以渴为苦。证属下寒上燥，下寒者谓小便不利，寒水偏积于下；上燥者乃津液不上承，燥气盛于上。本证上浮之焰，非滋不熄，下积之阴，非暖不消，故治宜温肾化气与润燥生津并行，方用栝楼瞿麦丸。

【临床应用】临床多用于下焦阳弱气冷，症见小便不利之消渴、产后泄泻，亦可治疗癃闭及前列腺肥大、外伤、慢性肾小球肾炎、尿路感染等所致之小便不利者而见于本证者。

【案例】

王廷富医案：刘某某，女，40岁，重庆建设银行职工。1964年12月20日初诊：水肿，小便不利一年许，口渴增剧，水肿加重两月左右。现症：全身水肿，口渴引饮，腰冷腿软，精神萎靡不振，纳差，每餐约一两米饭，小便不利，短小而淡黄，尿无热感，大便2~3天一次，不结燥，面色浮白，唇淡、舌质淡、无苔乏津，脉沉细。西医诊断为慢性肾小球肾炎，经服中西药，治疗一年左右疗效不显。近两月来，病情加剧，其人苦于渴饮，水肿愈增，小便淡黄短少，于是前来重庆市第二中医院就诊。当时诊断为水肿，此系肾阴不足，气化紊乱，形成上燥下寒之渴肿小便不利证，拟以润燥生津温阳利水主治，方用栝楼瞿麦汤（丸剂改用汤剂）加鹿胶以填补精血。方药：栝楼根30g，怀山药30g，茯苓15g，瞿麦15g，制附片15g（另包先煎2小时），鹿胶12g（另包蒸化对服）。1964年12月23日二诊：上方服2剂，口渴大减，饮水量减少一半，每天喝水约5千克，水肿亦大减，小便量增多而畅利，饮食增加。

按：该患者，由于元阳素虚，肾气不化，不能化水为气，气化为液，津液不能上布，故上燥而口渴引饮，脾虚不能制水，不能转输水液，加之肾阳虚不能化气行水，以致小便不利，水无出路，水气泛溢，故全水肿。它与栝楼瞿麦丸证之"小便不利，有水气，其人苦渴"，形成渴肿小便不利之方证完全相符。摘自：王廷富.栝楼瞿麦丸之方证剖析及临床体会［J］.成都中医学院学报，1981（01）：59-60.

猪苓汤

【原文】脉浮，发热，渴欲饮水，小便不利者，猪苓汤主之。猪苓汤方：猪苓（去皮）、茯苓、阿胶、滑石、泽泻各一两。上五味，以水四升，先煮四味，取二升，去滓，内胶烊消，温服七合，日三服。

【释义】本方主治水热互结，郁热伤阴之证。因表热入里，水热互结，郁热伤阴，故见脉浮发热，渴欲饮水，小便不利。治当利水滋阴，兼以清热。方中茯苓、猪苓、泽泻淡渗利水兼以清热，阿胶滋阴润燥，使水去则热无所附，津复则口渴亦止。

【临床应用】临床多用于急性肾盂肾炎、肾结核、妇女泌尿系感染、乳糜尿、肾病综合征、肾结石等有较好的疗效。急性肾盂肾炎：症见发热，溺血，心烦不眠，腰中疼痛，脉弦细，舌红少苔者；肾结核：症见溺血，腰痛，五心烦热或伴有低热，脉弦细数，舌红少苔者；妇女泌尿系感染：症见尿频，尿急，尿痛，小便灼热，发热，心烦，脉细数，舌红者。

【案例】

1.岳美中医案：高某某，女性，干部，患慢性肾盂肾炎，因体质较弱，抗病机能减退，长期反复发作，久治不愈。发作时有高热，头痛，腰酸，腰痛，食欲不振，尿意窘迫，排尿少，有不快与疼痛感。尿检查：混有脓细胞，上皮细胞，红、白细胞等；尿培养：有大肠杆菌。中医诊断属淋病范畴。此为湿热侵及下焦。法宜清利下焦湿热。选张仲景《伤寒论》猪苓汤。因本方为治下焦蓄热之专剂，即书原方予服：猪苓12g，茯苓12g，滑石12g，泽泻18g，阿胶9g（烊化兑服）。水煎服6剂后，诸症即消失。原按：猪苓汤能疏泄湿浊之气而不留其郁滞，亦能滋润其真阴而不虑其枯燥，虽与五苓散同为利水之剂，一则用术、桂暖肾以行水，一则用滑石、阿胶以滋阴利水。日本医生更具体指出治"淋病脓血"；加车前子、大黄，更治尿血之重证。摘自：中国中医研究院.岳美中医案集［M］.北京：人民卫生出版社，2005：16-17.

2.刘渡舟医案：马某某，女，42岁。1993年8月11日初诊。患经行泄泻数年，多方调治不愈。患者平日大便正常，每次行经，便作泄泻，质稀如水，口干而渴，小溲窘迫，夜不得寐，寐则梦多，两腿自感沉重如铅。本次月经来潮量多挟有血块。视其舌红苔白，脉来弦细。辨为阴虚生热，热与水结，代谢失序，水液下趋大肠作泻，治当育阴、清热、利水，处猪苓汤原方：猪苓20g，茯苓30g，阿胶10g（烊化），泽泻20g，滑石16g。服3剂，泄泻即止，小便自利，诸症随之而愈。原按：本案经行泄泻伴见小便窘迫，夜寐不安，口干而渴，舌红等症，显为阴虚水热互结之猪苓汤证。《伤寒论》第319条说："少阴病，下利六七日，咳而呕渴，心烦不得眠者，猪苓汤主之。"少阴阴虚，阴虚生热，水热互结，下趋大肠则泄泻；津不上承则口渴；水不济火，心肾不交则睡眠不安。故用猪苓汤育阴清热利水。刘老辨证入微，用药精确，而获佳效。摘自：

刘渡舟.刘渡舟临证验案精选［M］.北京：学苑出版社，1996：160–163.

越婢汤

【原文】风水，恶风，一身悉肿，脉浮不渴，续自汗出，无大热，越婢汤主之。越婢汤方：麻黄六两，石膏半斤，生姜三两，大枣十五枚，甘草二两。上五味，以水六升，先煮麻黄，去上沫，内诸药，煮取三升，分温三服。恶风者加附子一枚，炮。风水加术四两。（《古今录验》）。

【释义】本条论述风水夹热的证治。风水是由风水犯表，肺气不宣，其通调水道功能失职，津液停聚泛溢于肌表而致，故见一身悉肿。风邪在表，肌腠疏松则恶寒，风邪外袭犯肺，肺主皮毛，其病在表故"脉浮"；风邪在表，里无大热，故不渴；风为阳邪，其性疏散，故"续自汗出"，即连续不断地汗自出；邪郁肌表化热，但不甚，故身无大热。诸症皆由风水搏结于表，郁而化热所致，当用越婢加术汤发汗散水，轻宣郁热。

【临床应用】临床多用于急性肾小球肾炎初起期、喘息、百日咳、慢性支气管炎、肺气肿、妊娠肾性浮肿等而见本方证者。临证加减：若肿甚身重，为湿邪重者，加苍术燥湿；头面先肿，或兼咳喘为肺气郁满者，加浮萍、杏仁以加重宣肺行水下气之力；一身悉肿，小便不利者，加茯苓、泽泻利水；烦渴而小便少者，为热闭水道，加白茅根、甘草梢、黄芪清热利尿；恶寒身楚，为寒邪偏重者，加苏叶、防风、桂枝等辛温散热；咽喉肿痛，为风热上搏者，加板蓝根、桔梗、连翘，清热利咽；恶风汗多，为表虚失固者，加白术，散精输肺，固表止汗，使麻黄、石膏得宣通水道之效。

【案例】

1.李健颐医案：王某，女，52岁，住福建福清县后山值村。症状及治疗经过：病者患水肿有一个多月，开始四肢及面部浮肿，延至全身肿满，肿势甚剧，连衣服都不能穿，兼有发热、无汗、咳嗽、气喘、呼吸困难、大便秘结、小便短赤等症状。诊断为阳水实证，用越婢汤加减治疗。方用麻黄一两，石膏二两，甘草一钱五分，车前子一两，白茅根二两，生大黄五钱。取麻黄有开肺经发汗的作用。石膏泻阳明经之热，并有监制麻黄发汗过猛的作用，为发汗退肿的君病，就是开鬼门之法。佐车前子、白茅根泻膀胱、三焦二经之蓄水，用为利水消肿的臣药，就是洁净府之法。加大黄荡逐大肠之积水，使从大便排出，即"去宛陈莝"的意思，也是一种急则治标之法。此方初服半剂即泻下一次；至半夜2时许，连下小便4次，腹胀顿消，浮肿也退。次日复诊，依原方减为半剂量，服2剂后，霍然而愈。辅以葡萄糖、维生素调养月余而收功。摘自：李健颐.一例阳水实证的治验［J］.上海中医药杂志，1960（03）：50.

2.李兆华医案：崔某某，男，12岁。旬日来畏寒发热，开始眼睑浮肿，逐渐波及到下肢及全身。遍体酸楚，咽喉肿痛，咳嗽，体温37.8℃，小便短赤。尿检：蛋白（+++），白细胞2～4，透明管型（+），颗粒管型（++），舌质红，苔薄微黄，脉浮数。根据脉证属风邪袭肺，肺失宣降，不能通调水道所致。宜宣肺利水，越婢汤加减：麻黄6g，生石膏15g，白术6g，甘草3g，连翘15g，赤小豆30g，泽泻10g，白茅根60g，柴胡15g，赤芍10g。服药3剂后浮肿尽消，发热已退，咽喉肿痛消失。6剂后一切症状尽消，脉转缓和，尿检（-）。按：急性肾炎，其水肿为实证，属阳水，主因外邪感染而诱发。本例患者风邪为盛，兼有热邪，故见肺卫症状，治宜重在宣通肺气，泻热，行水，以越婢汤加减获愈。摘自：李兆华.肾与肾病的证治［M］.石家庄：河北人民出版社，1979：82-84.

防己茯苓汤

【原文】皮水为病，四肢肿，水气在皮肤中，四肢聂聂动者，防己茯苓汤主之。防己茯苓汤方：防己三两，黄芪三两，桂枝三两，茯苓六两，甘草二两。上五味，以水六升，煮取二升，分温三服。

【释义】本条论述皮水的证治。皮水是"外证胕肿，按之没指，不恶风"。此言"四肢肿，水在皮肤中，四肢聂聂动"，二者是一致的，此突出防己茯苓汤证属皮水，但肿势较甚而已。正如黄树曾所曰：不兼风邪，但有水行皮间者，曰皮水，故皮水不恶风也。此证四肢聂聂动，为水在皮肤之故，脾主四肢，其阳不足，水湿泛溢，故水气在皮肤中，四肢肿盛，阳被水湿之气所遏，水气相击，故四肢聂聂动。结合临床"四肢聂聂动"不是必有之症，这里以此说明水势甚而已。本证属脾肺气虚，水湿内停，阳气被遏所致，故用防己茯苓汤通阳利水，益气消肿。

【临床应用】临床多用于治皮水，四肢浮肿，酣睡，其腹如鼓，不恶风，不渴者，脉浮。肝硬化、心衰、慢性肾炎引起腹水浮肿以及营养不良性水肿、风湿性关节炎等见本方证者，均可参照此方加减用之。

【案例】

徐克明医案：龚某，男，3岁半，1979年8月初诊。

患慢性肾炎2年，住省某医院诊确为"肾病综合征"。经较长时间激素治疗后，尿中仍有蛋白（++），颗粒管型（0~2）。肝肋下3厘米，腹膨隆，膜水征（++）。大便时常完谷不化，颜面浮肿，面如满月形，大腹便便。舌红苔黄，脉细数，系脾虚不能制水，治宜益气健脾利水，方用防己茯苓汤加味。防己10g，黄芪20g，茯苓20g，白术10g，泽泻10g。按上方加减，连服20余剂后，尿蛋白（±~+），浮肿、腹水明显减轻，完谷不化消失。再按上方加党参、仙灵脾，回当地服药40余剂，每周复查尿蛋白均为阴性或痕迹，腹水征消失，肝肿缩小。按：慢性肾炎属中医"水肿"范围，病程缠绵长期不愈，尚无理想的治疗方法。其病理多以水肿为主。肺气不宣，不能通调水道，脾失健运，不能升清降浊，肾虚则水气泛滥。《幼科铁镜》对水肿的治疗，认为治宜调脾行气、健脾利水。在实际应用上脾虚不能制水，因而形成水肿，在小儿实为多见。本例病情符合脾虚不能制水，用防己茯苓汤化裁后，效果立竿见影。最后加党参、仙灵脾收功。摘自：徐克明，黄文清.应用防己茯苓汤临床经验与体会［J］.江西医药，1981（05）：34-35.

桂枝加黄芪汤

【原文】黄汗之病，两胫自冷；假令发热，此属历节。食已汗出，又身常暮卧盗汗出者，此劳气也。若汗出已反发热者，久久其身必甲错；发热不止者，必生恶疮。若身重，汗出已辄轻者，久久必身瞤。瞤即胸中痛，又从腰以上必汗出，下无汗，腰髋弛痛，如有物在皮中状，剧者不能食，身疼重，烦躁，小便不利，此为黄汗，桂枝加黄芪汤主之。桂枝加黄芪汤方：桂枝、芍药各三两，甘草二两，生姜三两，大枣十二枚，黄芪二两。上六味，以水八升，煮取三升，温服一升，须臾饮热稀粥一升余，以助药力，温服取微汗；若不汗，更服。

【释义】黄汗这种病，两足小腿常常寒冷。假如两小腿部发热的，这是历节病。又病人吃了饭淌汗，或夜晚睡觉时身体常出盗汗者，这是虚劳病。黄汗病如果汗出以后反而发热的，日子长了，其身体的皮肤必然干燥起屑，像鳞甲般交错。全身发热不止的，必然要生恶疮。黄汗病，如身体沉重的，汗出之后，往往感觉轻快些。但长此下去，病人必自觉身上的肌肉时而瘛动，肌肉瘛动时就引起胸中疼痛。又病人还必然出现腰以上出汗，而腰以下无汗，腰髋部的肌肉弛缓无力，酸软疼痛，好像有虫在皮肤里面爬行一样。病势严重的不能进食，身体疼痛沉重，心中烦躁，小便不利。这些都是黄汗病的表现，用桂枝加黄芪汤主治。

【临床应用】临床多用于虚人外感汗频、湿疹、黄疸、中耳炎、痔瘘、脐炎、化脓症、放化疗以及原因不明之白细胞减少者。上述诸病症，症见表虚易汗，或黄汗，烦躁，小便不利等症均可随症加减用之。

【案例】

李双喜医案：杨某某，男，19岁。1982年夏天外出游玩，周身被雨淋透，2个多小时才赶回家更衣。当晚即觉背部作痒，用手搔之，不时即出铜钱大扁平风团数枚，用热水袋外敷后消失。第二天晚间前胸后背同时作痒，随即布满风团，大者似手掌，瘙痒难忍。当晚急诊，静脉推注葡萄糖酸钙1支，疹即消失。此后疹起周身，尤以胸背为甚，昼轻夜重。1983年10月16日住我院皮肤科用普鲁卡因静脉滴注及赛庚啶、硫代硫酸钠等药治疗一个月，疹全消后出院。一周后又复发如前，再次入院用前法治疗，因未能控制而加用强的松每日15mg治疗半月，仍未控制，于1983年12月28日转中医科治疗。舌苔薄白、舌尖略红，脉浮。辨证：风湿袭表，营卫不和。治则：调和营卫，祛风除湿。处方：桂枝10g，白芍10g，生姜20g，大枣6枚，生甘草6g，生黄芪15g，皂角刺15g，地肤子20g，蝉衣10g。水煎，每日1剂，分2次温服。药进4剂，疹消大半，又进5剂而全消。随访2年，未见复发。按：荨麻疹有急性与慢性之分，急性者多由风热所致，用辛凉清热祛风之剂，常能取得较好疗效。慢性荨麻疹，病程长，常反复发作，顽固难愈。究其病机，由机体阴阳失调，营卫不和，卫外不固，复感风邪而发者多。笔者对此类病人常处以上方，若有心烦者以桂枝加龙骨牡蛎汤治之，常能获较好的疗效。摘自：李双喜.桂枝加黄芪汤在皮肤科的应用［J］.中医杂志，1987（09）：19–20.

桂枝去芍药加麻辛附子汤

【原文】气分，心下坚大如盘，边如旋杯，水饮所作。桂枝去芍药加麻辛附子汤主之。桂枝去芍药加麻辛附子汤方：桂枝三两，生姜三两，甘草二两，大枣十二枚，麻黄、细辛各二两，附子一枚（炮）。上七味，以水七升，煮麻黄，去上沫，内诸药，煮取二升，分温三服，当汗出，如虫行皮中，即愈。

【释义】本方为治水气病气分证之方，所谓"气分"乃由阳气虚弱，气机不行，不能化水所致之水饮搏结心下之证。其症见心下坚大如盘，边如旋杯，本方阳虚寒凝偏重，尚可兼见手足逆冷或身冷，或骨痛恶寒或痹而不仁等症。治当温阳散寒，利气化饮。方中桂枝配伍麻黄辛温发汗，宣散水气，附子配细辛温经助阳，祛寒化饮，佐以生姜，大枣发越水气。诸药配合可温通营卫，通彻表里，为振奋阳气，散风寒化水饮之良方。

【临床应用】临床多用于感冒、慢性气管炎、风湿病、乳腺癌、子宫癌、肝硬化腹水、风湿性关节炎、哮喘、特发性水肿、肝肾综合征、风湿性或肺源性和心源性水肿等而见本方证者。

【案例】

1.魏长春医案：张某某，女，42岁。患风湿性心脏病已8年，近因郁怒发病，头昏、胸闷、肝脏肿大、右胁胀痛、面浮、畏寒、纳呆，常有逆气上冲咽喉，神志呆滞，脉沉细、舌淡红。此乃宗气闭阻，胸阳不展，水气上逆。拟温肾通阳利水：桂枝3g，生姜3g，红枣6枚，炙甘草3g，生麻黄1.5g，细辛1g，淡附子6g，茯苓15g。2剂。服药后略有汗出，面肿退，冲气平，精神略振，言词清楚，但胸胁仍感痞闷，左侧腰背作痛，微咳，体温偏低（35.8℃），脉沉迟，舌淡红。病有转机，拟温阳纳气。处方：茯苓15g，桂枝6g，五味子3g，干姜3g，细辛1g，炙甘草3g，局方黑锡丹3g（分吞）。5剂后，胸闷解、胁痛痊、胃纳馨、体温正常，惟脘部仍感不适，脉沉弦，舌淡红。以旋覆代赭汤合栝楼薤白半夏汤加蜣螂虫，疏通气机，和胃降逆巩固治效。摘自：魏长春.桂枝去芍药加麻辛附子汤临床运用［J］.浙江中医学院学报，1985（05）：36-37.

2.赵志壮医案：张某某，女，33岁。患者腹胀如鼓，静脉怒张，肝硬化已4年之久。经县和地区医院治皆不效。近一年来，每月要抽腹水一盆始能度过，小便短少，呼吸迫促，食纳颇强，摸之腹皮如冰，常覆棉被，四肢逆冷，喜食热物，舌质淡、舌苔白，脉沉弦迟。治宜温肾助阳，发汗利尿。处方：附片12g，桂枝12g，麻黄5g，细辛3g，甘草5g，生姜4片，大枣4枚，黑牵牛子（炒抖）18g，大蒜4瓣，12剂。禁盐。按：此乃秉《内经》"开鬼门、洁净府、去陈莝"之法。复诊：腹水已消十之七八，食纳更加好转，皮肤有微汗，尿量增多。摘自：湖南省老中医医案选（第一辑）［M］.长沙：湖南科学技术出版社，1980：130-131.

枳术汤

【原文】心下坚大如盘，边如旋盘，水饮所作，枳术汤主之。枳术汤方：枳实七枚，白术二两。上二味，以水五升，煮取三升，分温三服，腹中软，即当散也。

【释义】本条论述气分轻者证治。其症状与前条所述基本相同。原文曰："心下坚，大如盘，边如旋盘"。即胃脘处可触及有形块状物，其大小如盘。但其厚度与前条有异，前条如"旋杯"，此条如"旋盘"，"杯"与"盘"的区别为杯深盘浅，复后"杯"厚或高，盘薄或矮。即前条胃脘处所触及的有形块状物其厚度较本条为厚，说明前者证势较重。其病机亦为"水饮所作"。"水饮"由来为气滞脾弱，津液转输失其常，聚积而成。治用枳术汤行气散滞，健脾化饮。

【临床应用】临床多用于胃下垂、胃神经官能症、慢性胃炎等消化不良之病以及胆石症、子宫脱垂而见本方证者。

【案例】

王吉善医案：李某，男，10岁，1981年5月5日初诊。患儿素体较差，2月前患腹泻，跑步时发生脱肛。现每次大便时或稍微运动脱肛即发，不能自收，需用手托回，感下腹窘迫，坠痛难忍。令其大便，视之肛脱出10厘米许，红肿充血。面色白，腹胀纳差，大便稀薄，舌淡苔薄腻，脉濡。曾服补中益气丸2盒，反致肛出坠痛加重，可能是补益升提太过，湿滞中焦不化之故。思其枳实大剂量可治内脏下垂，又能行气消痞，若配以健脾化湿之白术，升陷之升麻，正合脾气下陷，湿滞中焦之病机。方用：枳实20g，白术15g，升麻3g，水煎服。二诊：上方服后，频频矢气，腹胀大减，下腹及肛周坠痛感消失，脱肛次数减少。效不更方，改汤为散：枳实、土炒白术各120g，升麻10g，研细，日3次，每次6g，开水送服。1月后随访，脱肛泄泻均愈，食量增加，恢复如常。摘自：王吉善.枳术汤临床新用［J］.陕西中医，1989（03）：123-124.

茵陈蒿汤

【原文】谷疸之为病，寒热不食，食即头眩，心胸不安，久久发黄，为谷疸，茵陈蒿汤主之。茵陈蒿汤方：茵陈蒿六两，栀子十四枚，大黄二两。上三味，以水一斗，先煮茵陈，减六升，内二味，煮取三升，去滓，分温三服。小便当利，尿如皂角汁状，色正赤，一宿腹减，黄从小便去也。

【释义】谷疸的形成，多因病邪外感，饮食内伤，导致脾胃运化失常，湿热内蕴，酿成黄疸。其症寒热，是由于湿热交蒸，营卫不和，与一般的表证发热恶寒不同，所以尤怡说："谷疸为阳明湿热瘀郁，阳明既郁，营卫之源壅而不利，则作寒热。"湿热内蕴，脾胃清浊升降失司，故食欲减退，假如勉强进食，食入不化，反能助湿生热，湿热不能下行，反而上冲，所以食即头眩，心胸不安。久久发黄为谷疸，是说明谷疸在形成的过程中，由于湿热瘀阻三焦气机而小便不利，肝胆气机之升降亦受阻，气血不畅，营卫不通，血瘀，热盛，胆汁外泄，必生谷疸。

【临床应用】临床多用于急性黄疸型病毒性肝炎、胆囊炎、胆结石症及胆道蛔虫症等。对部分因肝细胞大量坏死之重症病毒性肝炎，加减应用本方，采取中西医结合治疗也获得疗效。对胆汁性或门脉性肝硬化合并黄疸，本方加健脾化湿疏肝药有一定疗效，并能治疗蚕豆病引起之溶血性黄疸。

【案例】

1.张瑞林医案：易国宏，男，40天，住浏阳县镇头区柏家乡，1968年9月22日初诊。患儿出生后，皮肤黄疸不退，由父母带来长沙就医，某医科大学附属医院诊断为"婴幼儿先天性胆道不通"，拟用外科手术治疗。患儿父母畏惧手术，遂找张老就诊。诊时，见患儿全身皮肤发黄，色泽鲜明，巩膜黄染，尿深黄如浓茶，大便呈陶土色。此乃湿热内蕴，胆道壅塞，胆汁不得疏泄于肠道而逆流入血致外溢肌肤，予以清热利湿退黄，处方：茵陈15g，栀子6g，大黄3g，川厚朴5g，枳壳3g，泽泻6g，滑石10g，甘草15g，水煎服3剂。再诊：以上诸症逐渐好转，嘱原方再加服3剂。随后患儿皮肤、巩膜黄疸消退，大便转黄，小便转清，诸症悉除而愈。按：先天性胆道阻塞属祖国医学"胎黄"范畴。古代医家对此病曾做过描述。《医宗金鉴•幼科心法•胎黄》曰："孕妇湿热太盛，小儿在胎受母热毒，故有是证也，法当渗湿清热。"《幼科释迷》说："胎黄者，小儿生下遍身面目皆黄，乳食不思，啼哭不止，此胎黄之候，皆因受湿热而传于胎也。"由此可知，胎黄之病机乃妊娠期间母体湿热移于胞宫，使胎体受病。湿热蕴结，交炽日久，脾胃运化失权，反侮肝木，致厥阴肝经之气郁滞。肝与胆相表里，肝郁导致胆道无权，失却疏泄之职，引起胆道阻塞，胆汁返流入血，外溢肌肤而致黄疸。张老用清热利湿退黄之法，使患儿湿热去，胆道畅通，诸症消失而迅速治愈，避免了手术之苦。摘自：张瑞林，张毅.茵陈蒿汤加味治愈先天性胆道阻塞两例［J］.湖南中医学院学报，1992（01）：32.

2.熊晓刚医案：赵某，女，26岁，1995年11月2日初诊。自诉面部及双手起疹半月余，自觉局部灼热，伴心烦口渴，大便干结，小便黄赤。诊查：前额及双手背可见鲜红色圆形斑丘疹，中心有小水泡，部分皮损中心紫暗呈虹彩状。舌苔黄腻，脉细弦。西医诊断：多形性红斑。中医诊断：猫眼疮。辨证属血热夹湿，复感毒邪。治宜清热凉血，解毒利湿。方选茵陈蒿汤加味：茵陈30g，栀子、生大黄（后下）各10g，生地、丹皮、板蓝根、大青叶各15g。水煎服，每日1剂。服药5剂，红斑明显消退，余症消除，继服5剂，皮疹完全消退。摘自：熊晓刚.茵陈蒿汤治皮肤病验案举隅［J］.国医论坛，1997（03）：14-15.

硝石矾石散

【原文】黄家日晡所发热，而反恶寒，此为女劳得之。膀胱急，少腹满，身尽黄，额上黑，足下热，因作黑疸。其腹胀如水状，大便必黑，时溏，此女劳之病，非水也。腹满者难治。硝石矾石散主之。硝石矾石散方：硝石、矾石（烧）等分。上二味，为散，以大麦粥汁，和服方寸匕，日三服。病随大小便去，小便正黄，大便正黑，是候也。

【释义】素有发黄症的人，多在申酉时发热。若此时反出现怕冷，这是女劳疸所为。膀胱拘急，少腹胀满，周身发黄，额上色黑，足下觉热，因而成为黑疸。腹部胀满如有水状，大便必是黑色，时常溏泄，此因女劳而病，不是因水而病。腹部胀满的难治，用硝石矾石散主治。

【临床应用】临床多用于治疗急性黄疸型肝炎、慢性肝炎、肝硬化腹水、胆结石、肝豆状核变性等，症见黄疸反复不退，腹胀满，手足心发热，傍晚尤甚，畏寒怕冷，面额暗黑，巩膜黄染，小腹拘急，肝脾肿大，小便不利，大便色黑，时作溏泄，脉沉细涩，舌质紫斑，牙龈出血，苔白腻等，辨证为脾肾亏虚，瘀血与湿热互结日久所形成的女劳疸。

【案例】

丁庆学医案：李某，男，38岁，于1990年4月就诊于我门诊。自述右胁腹部胀痛2年余，加重半个月，胃脘胀满痞闷，痛连右胁背，每喝酒或高脂餐复发，舌质紫暗，苔薄黄，脉弦滑数。B超提示：肝内胆管结石和胆囊结石。患者呈慢性病容，体质消瘦，面色晦暗，毛发稀疏，体温、血压正常，心肺（－），腹软，右胁轻度压痛，莫菲氏征（＋），肝脾未触及，化验血常规（－），肝功（－），诊断：胁痛（胆结石）。治则：清利肝胆，化瘀排石。处方：火硝、皂矾等分为末，每服5g，大枣15枚，金钱草30g，煎汤送服，日3次。嘱咐病人服药后，宜多喝水，多活动。倘大便黑绿色属药物所致，坚持用药2个半月，排石60余块，症状消失，B超复查证实结石已经消除。按：胆石症多由饮食不节，情志失调，外感病邪等因素，肝胆郁滞，湿热蕴结，日久则生本病，治宜疏利肝胆，清热利湿，行气化瘀为主。硝石矾石散药仅2味，硝石即火硝，能入血分消瘀活血，消化诸石；矾石即皂矾，入气分化湿利水，泻肝胆郁热。二者共奏清肝利胆，化瘀消石之功。

摘自：丁庆学，田河水.硝石矾石散治疗胆石症体会［J］.甘肃中医，1994（03）：22.

茵陈五苓散

【原文】黄疸病，茵陈五苓散主之。茵陈五苓散方：茵陈蒿末十分，五苓散五分。上二物和，先食饮方寸匕，日三服。

【释义】本方为湿热黄疸湿重于热证而设。"黄家所得从湿得之"，黄疸之成，多由湿热交蒸郁阻为患，但有热重于湿者，也有湿热俱重者，和湿重于热者，其治应根据湿热的轻重而遣方用药。临床症见：除身黄外，尚见小便不利，微热不渴，脘闷食少，身困倦怠等，乃属湿重于热之证，方用茵陈五苓散治之，方中以治黄专药茵陈为君，清热利湿退黄，佐以五苓散化气行水利小便。所谓治黄不利小便非其治也，二药相伍利湿之功胜于清热。用作散剂效力较缓，可知本方主治乃黄疸之轻症，属于湿重于热小便不利者。

【临床应用】临床多用于治疗急性黄疸型传染性肝炎、梗阻性黄疸等疾病而见于本方证者。临证加减：如湿重难化者，可加藿香、佩兰、蔻仁等；若湿热交蒸较甚者，可加栀子柏皮汤；若兼呕逆者，宜酌加半夏、陈皮；若兼食滞不化，而大便尚通者，加枳实、神曲等；若腹胀较甚者，加大腹皮、香附、木香。

【案例】

1.祁守鑫医案：黄某某，女，25岁，1978年8月21日入院。患者目黄、身黄、尿短黄一周，兼有身热不扬、肢软肤痒、恶心纳少、厌食油荤、脘腹部胀满、口干不饮等症。已孕6个月。有与急性黄疸型肝炎患者接触史。体检：体温37.7℃，皮肤巩膜明显黄染，心肺正常，腹软，肝在胁下1.5cm，质软有触痛，宫底位于脐上三指。舌苔黄厚腻，质边尖红，脉象细滑。综观上症，均系湿热蕴蒸于里，外不得汗，内不得利，阻碍脾胃升降，熏蒸肝胆，使胆汁外溢肌肤而发黄。诊断为黄疸阳黄湿热并重型（妊娠期急性黄疸型病毒性肝炎）。治宜清热利湿退黄，佐以解毒养血固胎。方用茵陈五苓散加减基本方与藿梗、佩兰、薏苡仁、桑寄生、当归身等出入，每日1剂。辅用复合维生素B和维生素C口服。4天后胃纳正常，皮肤痒止，尿黄变浅。9月2日尿三胆阴性。9月8日症状与体征基本消失，肝功能检查恢复正常，舌脉亦可，出院带中药10剂以巩固疗效。1月后复查肝功能亦属正常。半年后遇其夫，得知出院3个月后顺产一男婴。摘自：祁守鑫.茵陈五苓散加减治疗急性黄疸型病毒性肝炎的临床体会［J］.湖北中医杂志，1979（02）：40-43.

2.刘渡舟医案：姜某某，男，26岁。久居山洼之地，又值春雨连绵，雨渍衣湿，劳而汗出，内外交杂，遂成黄疸。前医用清热利湿退黄之剂，经治月余，毫无功效。察其全身色黄而暗，面色晦滞如垢。问其二便，大便溏，日行二三次，小便甚少。全身虚浮似肿，神疲短气，无汗而身凉。舌质淡，苔白而腻，脉沉迟。脉证合参，辨为寒湿阴黄之证。处方：茵陈30g，茯苓15g，泽泻10g，白术15g，桂枝10g，猪苓10g，附子10g，干姜6g。初服日进2剂，3天后诸症好转。继则日服1剂，3周痊愈。按：本案辨证属于"阴黄"范畴。阴黄之因，或外受寒湿之伤，或食生冷伤脾，或医者过用寒凉之药损伤脾胃，寒湿阻于中焦，肝胆气机疏泄不利，胆汁外溢而发生黄疸。寒湿为阴邪，故黄疸之色晦暗。又见便溏、虚肿、小便不利、舌淡、苔白、脉来沉迟等症，一派寒湿之象，故辨为阴黄。治当健脾利湿，退黄消疸。方以茵陈五苓散为主药。本品无论阳黄、阴黄，皆可施用。用五苓散温阳化气以利小便，所谓"治湿不利小便，非其治也。"加附子、干姜以温脾肾之阳气，阳气一复，则寒湿之邪有散。临床上，刘老常用本方治疗慢性病毒性肝炎、黄疸型肝炎、肝硬化之属于寒湿内阻者，服之即效，颇称得心应手。摘自：刘渡舟.刘渡舟临证验案精选［M］.北京：学苑出版社，1996：63-65.

半夏麻黄丸

【原文】心下悸者，半夏麻黄丸主之。半夏麻黄丸方：半夏、麻黄等分。上二味，末之，炼蜜和丸，小豆大，饮服三丸，日三服。

【释义】心下指胃脘部位，水饮停于心下，上凌心阳，心阳被遏，故出现悸动感。以方测证，应兼有咳唾清稀涎沫，或喘或呕，舌淡苔白腻或白滑等水饮证候。治宜宣通阳气，降逆消饮。本方麻黄、半夏等分，取麻黄宣发阳气，半夏蠲饮降逆。但阳气不能过发，停水不易速消，故以丸剂小量，缓缓图之。且蜜与米饮皆补中益气生津之品，令邪去而正不伤。

【临床应用】临床多用于室性心动过速，心律不齐，心肌炎，风湿性心脏病，低血压，贲门痉挛，幽门水肿，急、慢性胃炎，胃扭转，胃及十二指肠溃疡，支气管炎，支气管哮喘等病症而属水饮内郁致悸者。临证加减：兼见食少纳呆，加谷芽、麦芽、神曲、山楂、鸡内金；恶心呕吐者，加半夏、陈皮、生姜；尿少肢肿者，加泽泻、猪苓、茯苓、防己、葶苈子、大腹皮、车前子；兼见肺气不宣，肺有水湿，症见胸闷、咳喘者，加杏仁、前胡、桔梗以宣肺，加葶苈子、五加皮、防己以泻肺利水；兼见瘀血者，加当归、川芎、刘寄奴、泽兰、益母草。

【案例】

1.何任医案：顾某某，男，53岁，住杭州建国中路。患者夙有慢性支气管炎，入冬以来，自感心窝部悸动不宁，久不减轻，心电图检查尚属正常，脉滑苔白，宜蠲饮治之，姜半夏、生麻黄各30g。上2味各研末和匀，装入胶囊中。每次服2丸，蜜糖冲水吞服，1日3次。胶丸服完后，心下悸动已瘥，又续配一方，以巩固之。摘自：何若苹.半夏麻黄丸的临床应用〔J〕.浙江中医杂志，1988：178-179.

2.周建国医案：李某某，女，39岁，农民。住四川省眉山县太和乡。初诊时间1985年3月17日。自述病已半年，自觉心悸怔忡，心累气短，胸部胀闷，甚则呼吸气促。曾先后经某县人民医院、某乡卫生院治疗未见好转，并有日趋加重之势。观其所服方药均为"炙甘草汤"加减，或益气养心，重镇安神之类。察其苔白腻、脉结。因思前医屡用"炙甘草汤"无效，故改用益气通阳，宣痹散结之法。药用：瓜蒌仁9g，瓜蒌壳12g，薤白6g，黄芪24g，党参18g，桂枝12g，大枣15g，炙甘草6g，生姜10g。二诊：1985年3月21日。服前方2剂，脉证如前，未见疗效，见其形体不衰，脉无虚象，遂改用半夏麻黄丸加味。药用：麻黄9g，半夏12g，茯苓15g。三诊：1985年3月25日。服前方2剂，胸闷已除，心悸减轻，继用前法。药用：半夏100g，麻黄100g，炼蜜为丸，早晚各服6g。一月后诸症悉除。按：心悸病因甚多，但不出虚实两端。本例患者形体不衰，且无明显虚证表现，故选进益气养血宁心之药无效。以后从实证论治，诊为饮邪阻滞心下，水饮凌心所致。因其水气凌心，胸阳被抑，故而胸满；肺气不利则呼吸迫促，肺失通调，则饮停益甚。脉结为饮邪所致，故以半夏麻黄丸加茯苓蠲除饮邪而愈。摘自：周建国.应用《金匮》半夏麻黄丸的体会［J］.成都中医学院学报，1987（03）：32.

柏叶汤

【原文】吐血不止者，柏叶汤主之。柏叶汤方：柏叶、干姜各三两，艾三把。上三味，以水五升，取马通汁一升，合煮，取一升，分温再服。

【释义】导致吐血的病因很多，本方证之吐血主要是由于中气虚寒所致，吐血量少但久吐不止，血色淡红，往往伴见面色萎黄，精神不振，四肢欠温。失血日久，阳气虚寒，气不摄血，若苦寒凉血之药则非所宜。故宜本方温以止血。方中柏叶清降上逆之势而又能收敛以止血；干姜温中止血、艾叶温经止血，合用可振奋阳气而能摄血；马通汁微温能引血下行，亦善止血。四药合用，共奏引血归经、温中止血之效。临床应用时，马通汁多以童便代之。艾叶宜为焦艾，干姜宜用炮姜，则温经止血功能更强，同时此二味炮制后，由辛温一变而为苦温，则温而不散，止而不凝，疗效更佳。

【临床应用】临床应用本方，并不限于吐血，对衄血、咳血或便血、尿血、崩漏等均可使用。临床多用于胃溃疡、十二指肠溃疡、肝硬化、食道静脉曲张所致的吐血、便血，支气管扩张、肺结核咯血，高血压鼻出血，慢性肾小球肾炎所致的尿血，血小板减少性紫癜、再生障碍性贫血等属中气虚寒失于统摄见于本方证者。

【案例】

蒲辅周医案：段某某，男，38岁，干部，1960年10月1日初诊。旧有胃溃疡病，并有胃出血史，前二十日大便检查潜血阳性，近因过度疲劳，加之公出逢大雨受冷，饮葡萄酒一杯后，突然发生吐血不止，精神萎靡，急送某医院检查为胃出血，经住院治疗两日，大口吐血仍不止，恐导致胃穿孔，决定立即施行手术，迟则将失去手术机会，而患者家属不同意，半夜后请蒲老处一方以止血。蒲老曰：吐血已两昼夜，若未穿孔，尚可以服药止之。询其原因，由于受寒饮酒致血上溢，未可凉药止血，宜温通胃阳，化瘀止血。处方：侧柏叶三钱，炮干姜二钱，艾叶二钱，浓煎取汁，兑童便60ml，频频服之。次晨复诊吐血渐止，脉细涩，舌质淡无苔，原方再进，加西洋参四钱益气摄血，三七（研末吞）二钱止血消瘀，频频服之。次日复诊，血止，神安欲寐，知饥思食，并转矢气，脉两寸微、关尺沉弱，舌质淡无苔，此乃气弱血虚之象，但在大失血之后，脉证相符为吉，治宜温运脾阳，并养荣血，佐以消瘀。主以理中汤，加归、芍补血，佐以三七消瘀。服后微有头晕耳鸣，脉细数，此为虚热上冲所致，于前方加入地骨皮二钱，藕节三钱，浓煎取汁，仍兑童便60ml续服。再诊：诸症悉平，脉亦缓和，纳谷增加，但能矢气而无大便，继用益气补血，养阴润燥兼消瘀之剂。处方：白人参三钱，柏子仁二钱，肉苁蓉四钱，火麻仁四钱，甜当归二钱，藕节五钱，新会皮一钱，山楂肉一钱。浓煎取汁，清阿胶四钱（烊化）和童便60ml纳入，分4次温服。服后宿粪渐下，食眠俱佳，大便检查潜血阴性，嘱其停药，以饮食调养，逐渐恢复。摘自：蒲辅周.蒲辅周医案［M］.北京：人民卫生出版社，1972：43-45.

黄土汤

【原文】下血，先便后血，此远血也，黄土汤主之。黄土汤方（亦主吐血、衄血）：甘草、干地黄、白术、附子（炮）、阿胶、黄芩各三两，灶中黄土半斤。上七味，以水八升，煮取三升，分温二服。

【释义】"先便后血"，是指先大便，后下血，由于其出血部位较肛门远，故称为远血。以方测证，本条病机多由阳虚不能温脾，脾气不足，不能统血，以致血随大便而渗下。本条主证为：便血量多，脘中冷痛，面色苍白，肢冷脉细，舌淡白。本证既为脾气虚寒，气不摄血，故用温脾摄血法主治。方中灶心黄土（又名伏龙肝）与术、草同伍，补脾土而涩肠止血；炮附子壮肾阳、温脾阳，与术、草同伍，能温复中气；地黄、阿胶滋养阴血，且能止血；辅以黄芩为反佐，防止温燥太过，诸药同用，能使脾土健旺，统摄有权，血自内守。

【临床应用】黄土汤不仅用治远血，凡属脾气虚寒，不能统血所致的吐血、咳血、咯血、衄血、崩漏、泄泻、呕吐、血尿、便血等病证，均有良效。临床多用于坏死性肠炎、慢性痢疾、痔疮出血、过敏性及血小板减少性紫癜、再生障碍性贫血、十二指肠球部溃疡、贲门癌、胃溃疡、胃下垂、慢性萎缩性胃炎、功能性子宫出血等而见于本方证者。

【案例】

1.彭敏成医案：社员张某，十年前，因腹痛绵绵，下利坠胀，以治之失当，流连不愈，竟成血利。既因家境窘迫，又以尚能少量进食，遂听之任之。1961年病情加剧，下利次数频繁，血量增多，饮食减少，方延诊治。时当酷暑，患者蜷足卧于楼仓之内，上覆棉被，而不见其汗出。询悉腹中冷痛，不坠胀，大便日夜数行，脓血混杂，血多于脓，色紫黯，质清淡稀薄，面黄肌瘦，淡暗无华，爪甲枯萎，舌淡苔少，脉细，一息三至。检验前方，如真人养脏汤、槐花散等，亦有用鸦胆子吞服者。窃以十年久利，损伤中焦，中焦主脾，脾经虚寒，不能统血，于是下注大肠，治当温脾以摄血，遂与黄土汤加减。处方：灶心土50g，阿胶15g，乌附片15g，当归15g，熟地黄15g，赤石脂20g，嘱服4剂。复诊：精神状态大为好转，脓血大大减少，食欲尚差，投药中肯，前方去熟地，加黄芪15g，西砂仁5g，黄连3g，再服4剂。药后，食量增多，脓血已除，大便正常。以经济困难而停药。前后半月，服药8剂，10年沉病，一旦霍然，实出意外，追访数年，未见复发。摘自：彭敏成.下利脓血治验三则［J］.新中医，1983（05）：25-26+28.

2.张伯臾医案：毛某某，男，18岁。胃脘疼痛已七载，每逢冬春则发作，一周来，胃脘疼痛夜间较剧，反酸泛恶，便血色黑，苔白质淡，脉细。脾虚生寒不能摄血，肝虚生热不能藏血，统藏失职，血不归经，下渗大肠则为便血，拟《金匮》黄土汤，刚柔温清和肝脾以止血。处方：党参12g，炒白术9g，熟附片9g（先煎），熟地12g，炒黄芩9g，阿胶9g（烊冲），仙鹤草30g，灶心土30g（包）。服4剂，大便隐血阴性。按：便血有远近之分，又有寒热之别，患者胃痛七载，夜间较剧，又见便血色黑，脾胃虚寒之证也。平素又见恶心泛酸，乃肝热之象。虚寒挟热，寒重热轻，故用金匮黄土汤，刚柔和济，温中寓清，有温阳而不伤阴，滋阴而不碍阳之特点，辨证确切，药效卓著。摘自：张伯臾.张伯臾医案［M］.上海：上海科学技术出版社，1979：55-60.

泻心汤

【原文】心气不足，吐血，衄血，泻心汤主之。泻心汤方：大黄二两，黄连一两，黄芩一两。上三味，以水三升，煮取一升，顿服之。

【释义】心主血脉，心藏神。火热亢盛，扰乱心神于内，症见心烦不安；迫血妄行于上，导致吐血、衄血。治以泻火力量很强的泻心汤。泻心汤清热泻火，凉血止血。方中黄连善泻心火，黄芩泻上焦火，大黄苦寒降泄能引火邪下行，并有推陈出新、止血消瘀之功，全方一派苦寒，功在清泻实火。

【临床应用】临床多用于郁热所致之胃脘痞塞、癫痫、吐血、衄血、咯血、经血上冲、遗精、尿毒症、紫癜、黄疸型肝炎、急性胆囊炎、胆石症、口腔炎、结膜炎等急性病症，证属实热而见本方证者，有良好疗效。

【案例】
张伯臾医案：阮某某，男，68岁。一诊（1975年5月1日）有高血压病史十余年，时常头晕心悸，近来胃脘不适，嘈杂吞酸，昨起大便色黑，量多，曾晕厥一次，口苦，脉弦小，苔黄腻。肝阳上亢，湿热内蕴，阴络损伤而便血，拟苦寒泻火，化湿泄热，方以《金匮》泻心汤加味3剂。处方：炒黄连2.4g，炒黄芩9g，大黄炭6g，槐花炭

12g，白及片9g，制半夏9g，佛手片4.5g。连服3剂。二诊（1976年5月4日）：大便先黑后黄，量不多，胸脘不舒，口干苦，脉弦小，苔薄黄腻。肠胃湿热蕴滞尚未清彻，仍守前法出入。三诊（1976年5月6日）：大便色黄，隐血转阴，心腹烦热，口干便艰，脉弦滑，苔黄腻渐化。湿热未净，肝胃不和，拟小陷胸汤加味，以宽胸泄热。按：本例便血，乃由脾胃湿热蕴积，损伤阴络所致，故用泻心法泻脾之湿热。本方以大黄为君，有祛瘀生新、泻火止血之功效，且止血而不留瘀，张老先生甚为赞赏。此外，从本例可知，古人所谓下血"色黯者，寒也；鲜红者，热也"之说，未必全面，属寒或者属热，尚须结合临床症状、脉舌全面分析，不可机械从事，方能达到药证相符，应手得效。摘自：张伯臾.张伯臾医案［M］.上海：上海科学技术出版社，1979：56-60.

茱萸汤

【原文】呕而胸满者，茱萸汤主之。干呕，吐涎沫，头痛者，茱萸汤主之。茱萸汤方：吴茱萸一升，人参三两，生姜六两，大枣十二枚。上四味，以水五升，煮取三升，温服七合，日三服。

【释义】本方为厥阴头痛、胃寒呕吐和少阴吐利之证治。厥阴经脉挟胃属肝，上贯膈，布胁肋，循喉咙之后，上入颃颡，连目系，上出与督脉会于巅，今寒邪内犯厥阴，上扰清阳，故巅顶头痛；胃失和降，浊阴之气上逆，痰涎随之而升，而攻于胃则出现干呕，吐涎沫；少阴阳虚，阴寒内盛，清阳不升则下利；阳气虚不布于四末，则手足厥冷；阳气仅被寒邪所抑，并未衰亡，当有力与阴寒之争，故其人烦躁，甚则难忍。舌苔脉象亦为虚寒之故。

【临床应用】临床多用于急性胃肠炎、溃疡、慢性胃炎、神经性呕吐、偏头痛、高血压、心脏病、肝炎、妊娠恶阻等病而见于本方证者，在病程中呈肝胃虚寒，浊阴上逆者，为本方应用之机。

【案例】

1.陈绍宗医案：杨某某，女，53岁。患者于13年前产后即患偏头痛病，呈发作性头晕，头顶胀痛，同时伴呕吐涎沫，甚或吐出胆汁样物。每次发作常须卧床休息，短者二三天，长则一周始能恢复。伴见食欲不振及失眠。初起数月一发，后逐渐加频，近半年来，每月发作三四次，病状加剧，食不下咽，必须卧床。初服止痛药有效，近数年来历经治疗无效，患者绝经已8年，既往史、家族史无特殊。体格检查：血压、体温均正常，发育良好，营养中等，神志清楚，头及其他器官无异常，项软，心肺正常。腹（－）。四肢脊柱正常。神经系统无异常发现。西医诊断：偏头痛（顽固性）。中医诊疗经过：头痛连脑，目眩，干呕，吐涎沫，时发时止。体胖，脸色白，舌净，脉弦细。诊断：厥阴肝经头痛，厥阴寒浊上扰清窍。处方：吴茱萸四钱，党参五钱，生姜四钱，大枣八枚，当归三钱，白芍四钱。上药每日一服。连服2剂后，症状大减。再服3剂，一切症状消失。追踪观察5个月，病状未见再发。按：依中医学说，头为诸阳之会，且诸经络阳经均会集于头，阴经仅足厥阴肝经上头。如《灵枢经》云："厥阴之脉挟胃属肝，上贯膈，布胁肋，循喉咙之后上入颃颡，连目系，上出额，与督脉会于巅。"摘自：陈绍宗.吴茱萸汤治愈偏头痛一例介绍［J］.福建中医药，1964（05）：25.

2.赵明锐医案：杨某某，男，42岁。偶尔食不适时即呕吐，吐出未经消化之物及黏沫，吐出量并不多，为此未引起足够的重视，如此延续了将近十年。近一年多以来病情加重，发展为每日饭隔1~2小时，即频频呕吐不休，天气寒冷时尤其严重。曾用过不少止呕和胃健脾药，未曾获效。现手足厥逆，消化迟滞，脉沉而迟。治以吴茱萸汤。处方：吴茱萸12g，人参6g，生姜30g，大枣5枚。服3剂后，呕吐减十分之五六。继服3剂，呕吐又复发到原来的程度，经询问才知道因当时未找到生姜，而以腌姜代替，不仅无效反而使病情反复。后配以生姜再进4剂，呕吐减十分之七八，饮食增加，手足厥逆好转。宗此方化裁，共服20余剂，呕吐停止。观察一年来，未见复发。按：本案之要在于说明用吴茱萸汤必须用生姜，而且要重用，否则会影响止呕效果，甚至无效。摘自：赵明锐.经方发挥［M］.太原：山西人民出版社，1982：144-146.

半夏泻心汤

【原文】呕而肠鸣，心下痞者，半夏泻心汤主之。半夏泻心汤方：半夏半升（洗）、黄芩、干姜、人参各三两，黄连一两，大枣十二枚，甘草三两（炙）。上七味，以水一斗，煮取六升，去滓，再煮，取三升，温服一升，日三服。

【释义】半夏泻心汤主治寒热互结中焦的心下痞证。由于中焦气虚，邪热乘虚内陷，寒热互结中焦，中焦痞阻，则觉心下痞；升降失常，胃气不降，而上逆则呕，脾不健运则肠鸣，其症除见心下痞、肠鸣外，还可见到泄泻。本方即小柴胡汤去柴胡、生姜，加黄连、干姜而成。方用干姜、半夏辛温开结，散寒降逆，芩、连苦降清热；人参、甘草、大枣甘温益气，补虚。诸药合用，共具苦降辛开，调和肠胃的作用，使邪去正复，气得升降，诸证悉平。

【临床应用】临床多用于消化性溃疡、慢性肠炎、消化不良、胃肠功能失调、妊娠恶阻等多种因素引起的呕吐。亦可用于小儿泄泻、慢性肝炎、早期肝硬化、细菌性痢疾、消化道肿瘤、神经性呕吐、幽门梗阻、贲门痉挛、胃肠神经官能症、慢性胆囊炎、慢性胰腺炎、嗜酸性细胞增多症、口腔黏膜溃疡病、葡萄膜炎、植物神经失调症等属于寒热错杂者。

【案例】

1.张介眉医案：易某某，女，40岁。一月前周身软弱，不能行动而住院，诊断为"低钾血症"，治疗好转后出院，一周后复发，四肢软弱，步履艰难，上肢难以抬举，握物不紧，伴头晕，脘痞，纳呆，恶心欲呕，进食有梗阻感，厌油腻，二便尚可，面色萎黄，形体消瘦，舌黄苔腻，脉弦缓，血清钾2.9mmol/L。处方：法半夏10g，黄连5g，黄芩8g，干姜3g，党参12g，甘草4g，薏苡仁30g，茯苓12g，木瓜10g，陈皮8g，藿香10g，佩兰10g。6剂，每日煎服1剂，频频饮服。再诊：脘痞、呕恶消失，饮食增加，肢软大减，可自主活动，舌苔尚未退尽，续进4剂。三诊：饮食正常，体重增加2千克，面转红润，四肢活动自如，复查血钾正常，终以健脾和胃而善后。按：本案精气不行之由，乃湿热困遏中焦，升降反常，传输失职，故以上方清热化湿，使脾气散精，灌溉四旁，四肢肌肉得以滋养，诸症自除。摘自：张介眉，王友明.经方运用举隅〔J〕.湖北中医杂志，1987（05）：26+31.

2.李克绍医案：李某某，女性，年约六旬，山东大学干部家属。1970年春，失眠症复发，屡治不愈，日渐严重，竟至烦躁不食，昼夜不眠，每日只得服安眠药片，才能勉强略睡一时。按其脉涩而不流利，舌苔黄厚黏腻，显系内蕴湿热。因问其胃脘满闷否？答曰，非常满闷。并云大便数日未行，腹部并无胀痛。"胃不和则卧不安"。要使安眠，先要和胃。处方：半夏泻心汤原方加枳实。傍晚服下，当晚就酣睡了整夜，满闷烦躁，都大见好转。接着又服了几剂，终至食欲恢复，大便畅行，一切基本正常。

按：《灵枢·邪客篇》论失眠的证治是这样说的，"厥气客于五脏六腑"，致使"卫气独卫其外，行于阳不得入于阴……故目不瞑。"治之之法，是"补其不足，泻其有余，调其虚实，以通其道，而去其邪"。本症心下有湿热壅遏，就是"厥气"内客，尽管半夏泻心汤在《伤寒论》中并未提到有安眠的作用，但是苦辛开泄，消散湿热，就能达到"决渎壅塞，经络大通，阴阳得和"的目的，因而取得"阴阳以痛，其卧立至"这样的效果。又按：本患者愈后将近一年，失眠又发作过一次，也是以胃肠症状出现的。说明本症的原因为胃寒湿热。摘自：李克绍.伤寒解惑论［M］.济南：山东科学技术出版社，1978：144-146.

黄芩加半夏生姜汤

【原文】干呕而利者，黄芩加半夏生姜汤主之。黄芩加半夏生姜汤方：黄芩三两，甘草二两（炙），芍药二两，半夏半升，生姜三两，大枣十二枚。上六味，以水一斗，煮取三升，去滓，温服一升，日再夜一服。

【释义】本方主治肠热胃不和的下利并见干呕证。由于胃肠俱病，邪热内犯胃肠所致，热迫于肠则下利，热扰于胃则干呕。除此，临床上并具有腹痛、利下热臭或垢积等症。因其病变重点在肠，故采用黄芩加半夏生姜汤治疗。以黄芩清热止利为主，辅以半夏、生姜和胃降逆，使肠热清，胃逆降而呕利自止。

【临床应用】黄芩加半夏生姜汤所治的下利干呕常由急慢性胃肠炎引起，此外也可见于胃及十二指肠溃疡、热痢初起、赤白痢、阿米巴痢疾、胆囊炎及神经性呕吐等多种因素引起的下利见于本方证者。

【案例】

张伟医案：患者孙某，男，47岁，公务员，2009年5月21日初诊。患者自述右上腹疼痛不适3年余，近1月因劳累、生气、饮酒后加重，同时，疼痛向右肩背部放射，胁肋胀满，食欲不振，恶心欲吐，饮酒或进食油腻食物后疼痛加重，大便黏腻不爽，舌质暗红苔黄厚腻，脉弦滑，体检：右上腹有明显的压痛和反跳痛，墨菲征阳性。辅助检查：B超显示胆囊大小7.8cm×3.5cm，胆囊壁毛糙增厚。西医诊断为慢性胆囊炎，中医辨证为肝胆气郁化火，湿热内蕴，肝木乘伐脾土，伤及脾胃，致使脾胃运化失司，气机升降失常，故治宜清肝利胆，和胃止呕，予黄芩加半夏生姜汤加味治之，处方：黄芩15g，白芍30g，半夏12g，炙甘草9g，元胡15g，枳壳12g，佛手12g，焦三仙各15g，生姜15g，大枣10枚，每日1剂，水煎2次，共煎取药汁约600ml，分早、中、晚饭后半小时温服，连服7剂，疼痛大减，饮食增进。二诊原方去元胡，加绿萼梅15g，再服7剂，胀痛基本已经消失，饮食、二便正常，续服10剂而诸症皆愈，嘱节饮食、畅情志、适寒温，随访1年未复发。摘自：张伟，郭媛媛.黄芩加半夏生姜汤加味治疗胆囊炎53例临床观察［J］.北方药学，2013（04）：33.

猪苓散

【原文】呕吐而病在膈上，后思水者，解，急与之。思水者，猪苓散主之。猪苓散方：猪苓、茯苓、白术各等分。上三味，作为散，饮服方寸匕，日三服。

【释义】主治饮邪在膈上而引起呕吐思水证，饮在膈上，损伤阳气，阻遏气机，吐后思水，为停饮从呕吐而去，饮去阳复之征，此时应少少与饮之，令胃气和则愈，如饮水太多，因胃弱不能消水，势必造成水饮再滞，故用猪苓散崇土而逐水也。方中二苓淡渗利水，白术健脾以运湿。配制散剂，取"散者散也"之意，使水去饮散，中阳复，气行水行，则思水呕吐自解。

【临床应用】猪苓散所治的口干欲饮证常由急慢性胃炎所引起，此外亦可治疗由口腔干燥症和神经性疾患等多种因素引起的呕吐、脾虚泄泻、小儿单纯性消化不良、2型糖尿病、肝硬化腹水等属于脾虚饮停者。

【案例】

1.马大正医案：谢某，27岁，2005年4月11日就诊。妊娠42天，进食后立即恶心呕吐4天，吐出食物，口淡多涎，喜冷饮，饮入则舒，腰酸。舌淡红，苔薄腻，脉细滑。处方：猪苓12g，白术12g，茯苓12g，肉桂4g，杜仲10g，3剂。2005年4月14日复诊：恶阻消失，腰痛减轻，无不适，舌脉如上。中药守上方续进4剂。2005年4月18日三诊：吃水果之后口淡恶心4天，舌脉如上。中药守上方加吴茱萸3g，3剂。2005年4月21日四诊：口淡，进食之后即觉恶心，无嗳气，大便溏软。舌淡红，苔薄白，脉细。治法：温胃清热，健脾化饮。处方：猪苓12g，白术12g，茯苓12g，半夏12g，炒黄芩5g，炒黄连3g，干姜5g，炙甘草6g，党参12g，大枣6个，炒粳米30g，5剂。服药之后恶阻消失。按：猪苓散是《金匮要略》治疗胃中有停饮而出现呕吐，呕吐后饮水，饮后仍旧索饮的方剂。呕吐虽然已经去除部分停饮，然未尽之停饮仍阻遏津液之上承，故渴而思水，如过饮则旧饮未尽又增新饮，故"宜猪苓散以崇土而逐水也。"（尤在泾语）在妊娠恶阻患者之中，有相当一部分患者表现为呕吐痰涎而同时喜饮，少少予之则舒。苔腻的患者，即属于胃有停饮、津液不升者，当以猪苓散为主治疗。摘自：马大正.经方治疗妊娠恶阻验案6则［J］.河南中医，2007（12）：11–12.

2.梁崇俊医案：李某某，男，40岁。1992年6月23日以乏力、纳差、腹胀、尿少十多天入院，口苦、黏，恶心欲吐，粪干、尿黄。BP 100/70mmHg，T 36.5℃，左胸部蜘蛛痣3个，腹胀，青筋显露，腹围78cm，腹水征阳性，肝未及，脾左肋缘下3cm，胫前及两踝部水肿。RBC 3.1×10^{12}/L，Hb 90g/L，WBC 4.0×10^9/L，BPC 85×10^9/L，A 38g/L，G 28g/L，ALT 166U/L。B超：肝萎缩，轮廓不光滑，光点粗大密集，血管走行弯曲变窄，脾大3cm，腹水中量。舌苔薄灰，质暗红，脉细弦滑。处方：生白术、云苓、猪苓、泽泻各30g，大腹皮、泽兰、木瓜、车前子、桑皮各20g，藿香、佩兰、苍术、甘草、生麦芽、山楂各10g，厚朴、虎杖各15g。
2剂后尿增，8剂腹水及下肢肿消失，纳增，精神恢复。

按：肝硬化腹水（臌胀），起病有缓、急之别，病情有虚
实之异，临床证型复杂多变，治病又有"三因制宜"。
古今视为难症，为医束手。多年揣摩，其病理为气结、血
瘀、水裹，且多同时并存，各有侧重。既然以水裹为主形
成腹水为水湿留著，就以运脾利水祛湿而治之。摘自：梁崇
俊.猪苓散化裁治疗肝硬化腹水50例［J］.四川中医，1995（02）：15-16.

大半夏汤

【原文】胃反呕吐者，大半夏汤主之。（《千金》云：治胃反不受食，食入即吐。《外台》云：治呕心下痞硬者）。大半夏汤方：半夏二升（洗完用），人参三两，白蜜一升。上三味，以水一斗二升，和蜜扬之二百四十遍，煮取二升半，温服一升，余分再服。

【释义】本条是根据前述胃反有关条文补出治法。病人有朝食暮吐，暮食朝吐，吐出宿谷清冷不化等见症，故称胃反呕吐。脾以升则健，胃以降则和。由于胃气虚寒，不能腐熟水谷，故宿谷不化，朝食暮吐，暮食朝吐。脾阳虚不能化气生津，肠道失于濡润，则可出现大便干燥如羊屎，胃肠燥结，失于和降，上逆而为呕吐。此概由脾胃虚寒，胃肠燥结，健运失职所致，故用大半夏汤主治，开结降逆，补虚润燥。方中重用半夏开结降逆，人参、白蜜补虚润燥。

【临床应用】临床多用于神经性呕吐、急性胃炎、胃及十二指肠溃疡、贲门痉挛、胃扭转、胃癌等见本方证者。临证加减：久病血亏而大便如羊粪者，加当归、火麻仁、郁李仁，以养血润肠通便；郁久化热伤阴，热伤阴络而便血，兼见口干口苦者，加黄芩、麦门冬、白及，以清热养阴，宁络止血；上腹部隐痛，饥痛，大便色黑而无热者，为气虚便血之征，加生黄芪、白及，以补气摄血；胸腹胀满，便秘者，加枳实、厚朴、槟榔，以理气宽中，导滞破结。

【案例】

张谷才医案：王某，男，58岁，江苏吴皋人。呕吐不食，食则良久吐出，夹有痰饮，大便半月未行，口干思饮，形体消瘦，精神萎靡，言语无力，已历两月。脉象细弱，舌质淡红而干。高年久病，胃气虚弱，脾失运化，痰饮内停，肠中津枯。治欲扶其正而虑助其痰，欲祛其痰而恐肠更燥，欲润其燥而惧呕更著，病极棘手，故拟大半夏汤试服。处方：姜半夏15g，红参10g，水煎取液，兑入白蜜60g，少量多次，频频饮服。3剂后，呕吐渐止，大便亦通，胃气复苏，肠燥得润，转危为安。继用原法调理将息，呕吐不作，大便畅行，体弱渐复，终获痊愈。摘自：王兴华，张前德，范建民.张谷才运用经方治疗胃病经验［J］.河北中医，1986（05）：25-27.

半夏干姜散

【原文】干呕，吐逆，吐涎沫，半夏干姜散主之。半夏干姜散方：半夏、干姜各等分。上二味，杵为散，取方寸匕，浆水一升半，煎取七合，顿服之。

【释义】干呕、吐逆、吐涎沫三者既能同时发生，亦可单独出现，故这三者虽症状不同，而其病机总由于中阳不足，寒饮内盛，胃气上逆所致。如中阳不足，胃寒气逆而干呕、吐逆；中阳不足，寒饮内盛，聚为涎沫，而随胃气上逆而吐清稀之涎沫。故治用半夏干姜散温胃降逆止呕，并以浆水甘酸调中，顿服之，使药力集中而峻猛，加强止呕之功效。

【临床应用】半夏干姜散所治呕吐常由急慢性胃炎所引起，亦可由高血压病等疾病所致而见于本方证者。临证加减：治疗胃寒性呕吐者，可酌将干姜用量加大，并加肉桂、荜拨等；治妊娠恶阻者，加人参；治狐蜮病者，加甘草、黄芩、黄连、人参、大枣；治咳喘病者，加厚朴、麻黄、杏仁、葶苈等。

【案例】

孙润斋医案：赵某某，男，35岁，宁晋县河渠村人，1969年12月1日就诊。患肺结核数年，曾住院数次，近又因咳血而住院，经中西医结合治疗大有好转，但在咳血尚未完全止时，于11月30日回家，因饮食不慎，随即胃脘满闷，将食物全部吐出，逐感胃脘部痞闷干呕，吐涎沫，口涎增多，随吐随生，而无宁时，且唾液微带甜味，吐唾多时，则现泛泛欲呕，舌淡润无苔，脉沉弱。处方：干姜6g，半夏10g，佩兰叶12g（后入），水煎服。经服本方后，吐涎沫已愈大半，2剂痊愈，未见任何副作用。按：本病在咳血尚未全止之时，温燥之品，乃所忌用。余根据《金匮要略•脏腑经脉先后脉证第一》第15条，所谓："夫病痼疾，加以卒病，当先治其卒病，后乃治其痼疾也"。本案结核痼疾也，吐涎沫卒病也，此是痼疾加以卒病，当先治其吐涎沫，待卒病治愈后，乃治其痼疾。同时又仿"急则治标""甚者独行"的原则，暂处以半夏干姜散。以半夏止呕，干姜温中和胃，伍以佩兰叶之芳香化浊，小其制适可而止，与痼疾亦无碍也。摘自：孙润斋.运用经方的点滴体会〔J〕.河北中医，1980（02）：67-72.

橘皮汤

【原文】干呕，哕，若手足厥者，橘皮汤主之。橘皮汤方：橘皮四两，生姜半斤。上二味，以水七升，煮取三升，温服一升，下咽即愈。

【释义】病人有干呕、哕逆，同时又有手足暂时厥冷者，这是由于外寒干胃，胃气被郁，中阳受阻所致。胃气本以和降为顺，胃为寒邪所阻，胃寒气逆，则干呕。寒气动膈，则哕逆作声。寒邪袭胃，胃阳被遏，阳气不能通达温煦四肢，则手足厥冷。但这种厥冷是暂时性的，待寒去则厥止，并不属于四逆汤证类的阴盛阳衰证，所以方后说"温服一升，下咽即愈"，故用橘皮汤主治。方中橘皮理气和胃，生姜温胃散寒、降逆止呕，使阳通寒去，则干呕、哕逆、厥冷诸证自愈。

【临床应用】临床多用于膈肌痉挛、神经性呕吐等而见本方证等。临证加减：里寒较甚，四肢厥冷者，加吴茱萸、肉桂以温阳散寒而降逆；挟有痰滞，脘闷嗳腐，泛吐痰涎者，加厚朴、半夏、枳实、陈皮、麦芽等，以行气祛痰导滞；兼气机阻滞、胃脘闷胀，哕逆频作者，加木香、旋覆花、代赭石，以增其理气降逆，和胃止哕之力。

【案例】

黄德彰医案：卓某，女，23岁，1969年2月26初诊。

主诉：头昏痛，小腹及左胁经常痛。能吃一点饮食，但要吐清水或苦水，月经已三月未行，在本市某某医院检查有孕，经治疗无效，服中药亦无效，唇干而焦，苔黄厚，大便二三日一解，脉洪大滑。处方：潞参三钱，白术三钱，苦杏三钱，茯苓三钱，酒芩三钱，蚕砂四钱，杜仲一钱，台乌三钱，金铃炭三钱，谷麦芽各四钱，鸡内金三钱。四月二日复诊症状减轻，不吐水分，胃部尚胀，饥不能多食，早晚作咳，喉痛，大便尚秘，尿多，曾在某某医院诊治，其有神经官能症。处方：原方去茯苓、酒芩、蚕砂、金铃炭，加白芍三钱，甘草一钱半，枣仁五钱。按：本病因热重吐水能食，且小腹及左胁痛，胃胀，故不用陈皮、油朴，而加酒芩、茯苓、台乌及金铃炭。复诊重在平肝治神经官能症，故去茯苓、酒芩、蚕砂，加白芍、甘草、枣仁，且有润肠利大便作用，故获治愈。摘自：黄德彰.加味橘皮汤治疗妊娠恶阻28例的体会［J］.成都中医学院学报，1959（03）：46-48.

橘皮竹茹汤

【原文】哕逆者，橘皮竹茹汤主之。橘皮竹茹汤方：橘皮二升，竹茹二升，大枣三十枚，生姜半斤，甘草五两，人参一两。上六味，以水一斗，煮取三升，温服一升，日三服。

【释义】本条论呃逆属于气虚有热的治法，以方测证除病人呃逆有声而外，还应当有虚烦不安，手足心热，脉虚数，舌红少津，口干，气虚乏力等见症。是气虚有热，胃失和降，虚热动膈，气逆上冲所致。故用橘皮竹茹汤治疗，以补虚清热，降逆和胃。方中橘皮理气和胃，降逆止呃，竹茹清热安中，人参、甘草、大枣益气补虚。

【临床应用】临床多用于慢性消化道疾病，或用妊娠恶阻，幽门不全梗阻及胃炎等呕吐以及神经性呕吐，腹部手术后呃逆不止，属胃虚挟热之证。临证加减：若兼瘀血者，加桃仁；兼火者，加枇杷叶、瓜蒌仁；胃热较重者，加黄连、山栀子；兼痰热者，加竹沥、天竺黄、鱼腥草；胃不虚者，去人参、大枣，减甘草之用量；呃逆不止者，加枳实、柿蒂等；胃热盛者，加知母、黄芩；兼便秘者，加大黄、芒硝。

【案例】
温应水医案：陈某某，男，26岁，丰城镇涧下村农民，1993年7月24日初诊。患者因面部浮肿，症状逐渐加重，10天后至全身浮肿、无尿、神志模糊、谵妄，而转广州南方医院治疗，诊断为"急性肾小球肾炎并急性肾功能衰竭"。经住院抢救，15天后病情虽有好转，但患者因经济困难，且见其全身浮肿又少尿，欲放弃治疗，自动出院。回家后试来找中医治疗。初诊时，患者神志不太清楚，时谵语，全身浮肿，下肢肿甚，按之凹陷久久不复，小便每天250ml左右，恶心，时吐清水，纳呆，舌淡胖，脉沉细数。BP 158/93mmHg，BUN 28.4mmol/L，尿常规：蛋白（+++），管型1~2，RBC（++），WBC（1~3）。因体弱病重又无钱住院，拟用平和轻淡之橘皮竹茹汤加黄芪、白术、钩藤治之，嘱按上法煎药，慢慢喂之。2天后，来人说病情稳定，呕吐大减，谵语也减，尿量稍增，家人渐增信心，嘱原方续服。再1周后来诊，神志已清，恶心呕吐已除，尿量已增至每天800~1200ml，BP 144/90mmHg，BUN 17.lmmol/L，尿蛋白（++）。主症已除，改用健脾固肾泄浊之法调治，3个月后病愈。体会：肾功能衰竭在古医籍中虽无记载，但根据临床症状可归属于中医"关格""癃闭"等范畴。其病位主要在脾肾，病机是湿浊充斥于内，正气不得升降，故当以调和气机，降逆化浊为主治之。橘皮竹茹汤正切病机，本方药味虽然平和轻淡，但有很好的调节脾胃气机升降、清化湿浊的功效，所以用加味治疗此肾功能衰竭能收到很好的疗效。摘自：温应水.橘皮竹茹汤加味治疗肾功能衰竭31例［J］.新中医，1996（09）：40-41.

桃花汤

【原文】下利便脓血者，桃花汤主之。桃花汤方：赤石脂一斤（一半剉、一半筛末），干姜一两，粳米一升。上三味，以水七升，煮米令熟，去滓，温服七合，内赤石脂末方寸匕，日三服。若一服愈，余勿服。

【释义】本条论述虚寒痢疾的证治。利下脓血属痢疾的范畴，桃花汤用赤石脂涩肠固脱，用干姜温中散寒，用粳米养胃和中，三药合用有温摄固脱之效，可知本条下利证属虚寒。多见于痢疾之久痢范畴，痢由脾阳不足，气不固摄所致。下利特点为痢久反复不愈，时重时轻，下利清稀，有黏白冻，或紫暗血色，甚则滑泄不禁，脱肛，腹部隐隐冷痛，每遇饮食不当或感受寒凉则发作加重，伴食少，神疲腰酸，四肢不温，畏寒怕冷，面黄无华，舌质淡，苔薄白，脉细弱无力。

【临床应用】

桃花汤所治下利证常由急慢性菌痢引起，此外亦可由慢性阿米巴痢疾、溃疡性结肠炎、滑泻、糖尿病并发腹泻、多种因素引起的久利、肠癌术后顽固性腹泻、尿毒症性顽固腹泻、消化道出血性疾病、崩漏、带下、直肠脱垂、慢性肾炎蛋白尿等多种病属下焦阳虚不固而见本方证者。

【案例】

1.赖良蒲医案：袁学安之妹，女，20岁，住萍乡湘东黄花桥。1928年初痢下纯血，虚滑无度，腹痛喜按，四肢逆冷，舌苔淡白，六脉沉迟无力。患者禀赋薄弱，先因外感风寒，继由内伤生冷，以致肠胃不和，遂起剧变，作三阴寒痢治，予驱阴救阳，温中散逆法。处方：党参3钱，附片3钱，白术3钱，炙草1钱，赤石脂5钱，黑姜炭1钱，粳米2钱。煎汤顿服，一剂知，二剂已，三剂瘥。按：痢疾一病，种类甚多，病源各殊，治法亦异，故医家治病，必须掌握其病机、治则等规律。寒痢、热痢、燥痢、休息痢，皆各有共同与不同之点，抓住特点，然后更于同中求异，异中求同，详细分析，方予治疗，若不按病机，妄投药石，非开门揖盗，即关门捉贼，异于鸩毒之加也几希。摘自：佚名.赖良蒲先生治痢验案四则［J］.江西中医药，1958（09）：27.

2.吕奎杰医案：李某某，女，63岁，农民。因泄泻呕吐一周，于1980年7月入本院内科。入院前粪检：白细胞（+++），红细胞（+）。诊为菌痢。给予补液及抗菌止泻药物治疗，入院6天病情不见好转，乃请中医会诊。患者精神萎靡，形体消瘦，大便日七八行，腹中隐痛，略有后重之感，少进米饮即欲登厕，纳呆，时而欲呕。脉细弦中取无力，苔根部薄腻微黄。年高气弱，泻经两周，中阳受戕，受纳运化无权，以致湿浊恋于大肠。虚多实少之候，治宜温涩固下，降逆和中。处方：赤石脂25g（另5g研粉冲服），干姜4.5g，粳米一撮，炒薏苡仁20g，清半夏9g，川黄连5g，广木香6g，罂粟壳8g。二诊，服上药2剂后，泄泻明显减轻，欲呕好转。续进上方1剂，泻全止。继以健脾和胃法调治2剂，痊愈出院。摘自：吕奎杰.桃花汤之临床应用［J］.北京中医，1983（01）：40–45.

薏苡附子败酱散

【原文】肠痈之为病，其身甲错，腹皮急，按之濡，如肿状，腹无积聚，身无热，脉数，此为腹内有痈脓，薏苡附子败酱散主之。薏苡附子败酱散方：薏苡仁十分，附子二分，败酱五分。上三味，杵末，取方寸匕，以水二升，煎减半，顿服。小便当下。

【释义】本条论述肠痈脓已成的证治。肠痈的主证是腹皮急，按之濡如肿状。营血结聚于肠内，气血郁滞于里，故腹皮紧张拘急；肠痈脓已成，故腹皮虽然紧张，如有肿起一样，但按之柔软，无明显的积块坚实感，故曰："按之濡，如肿状，腹无积聚。"营血郁濡于内不得外荣，加上此时气血已伤，故身甲错；热毒聚结于局部，脓已形成，邪热不再外散，病变局限于肠，故"身无热"，即体表不发热也；本病虽无明显发热，但毕竟是热毒聚结所致，故脉数，但气血已伤，故数而无力。

【临床应用】临床多用于急、慢性阑尾炎，胸腔、腹腔各脏器之化脓性疾病，结核性腹膜炎和疮疖而见本方证者。临证加减：血虚者，加当归、白芍以养血生血；气虚者，加生芪、党参以益气补虚；气滞者，加木香、乳香、枳壳以通利气机；便秘者，加大黄；便溏者，加川连；恶心呕吐者，加姜汁，左金丸止呕；有蛔虫者，加入使君子、槟榔以驱虫。

【案例】

1.赵明锐医案：胡某某，女，60岁。患慢性阑尾炎五六年，右少腹疼痛，每遇饮食不当，或受寒、劳累即加重，反复发作，缠绵不愈。经运用西药青、链霉素等消炎治疗，效果不佳。建议手术治疗，因患者考虑年老体衰，而要求服中药治疗。初诊时呈慢性病容，精神欠佳，形体瘦弱，恶寒喜热，手足厥冷，右少腹阑尾点压痛明显，舌淡苔白，脉沉弱。患者平素阳虚寒甚，患阑尾炎后，数年来更久服寒凉之药，使阳愈衰而寒愈甚，致成沉疴痼疾。因于阴寒，治宜温化为主。处方：熟附子15g，薏苡仁30g，鲜败酱全草15根。水煎服，共服6剂，腹痛消失，随访2年，概未复发。摘自：赵明锐.经方发挥［M］.太原：山西人民出版社，1982：147-150.

2.王树平医案：蒋某某，40岁。右少腹绞痛反复发作半年，近3日加剧。诊见面色苍白，形寒肢冷，精神疲倦，纳呆，带下清冷，量多质稀。舌苔薄白，脉缓弱。妇检及B超检查诊断为附件炎。病属脾肾阳虚，寒湿血瘀互结于任冲，致少腹绞痛，带下清冷，治宜辛热散结、消肿止带，投以薏苡附子败酱散加味。处方：薏苡仁30g，熟附子12g，败酱草25g，白果15g，怀山药10g，水煎温服。5剂痊愈。随访2年，未见复发。摘自：王树平.薏苡附子败酱散治疗附件炎［J］.浙江中医杂志，1996（01）：8.

大黄牡丹汤

【原文】肠痈者，少腹肿痞，按之即痛如淋，小便自调，时时发热，自汗出，复恶寒，其脉迟紧者，脓未成，可下之，当有血。脉洪数者，脓已成，不可下也，大黄牡丹汤主之。大黄牡丹汤方：大黄四两，牡丹一两，桃仁五十个，瓜子半升，芒硝三合。上五味，以水六升，煮取一升，去滓，内芒硝，再煎沸，顿服之，有脓当下，如无脓，当下血。

【释义】患肠痈的病人，少腹部肿胀而痞满，用手按压肿处，病人感到如像患淋病那样刺痛，但小便确和平常一样正常。时时发热，自汗出，又复畏寒怕冷。若脉迟紧的，是脓未成，可以用下法治疗，以大黄牡丹汤主治。服药后，大便应当下污血。若脉象洪数的，为肠痈已经成脓，就不能用下法了。

【临床应用】本方用治阑尾炎之主方，一般多用于脓未成者；亦可适用于气滞血瘀，热结肠腑所引起之脐腹疼痛，或大便秘结，如附件炎、盆腔炎偏于湿热者，痛经、闭经，腹痛拒按，或扪之有块，舌红苔黄，脉弦数，证属血分瘀热者；其他如急性胆囊炎、急性肝脓疡、腹部手术后引起粘连性肠梗阻、盆腔残余脓肿、子宫附件炎、急性盆腔炎等，凡属气血瘀滞，湿热郁结之里热实证者，均有良效。

【案例】

卜锡霖医案：郭霞城，男性，50余岁，南通县金沙镇人，过去曾有鸦片嗜好，有喘咳史。主诉发病4天，怕冷发热，腹痛，右足不能伸直，咳嗽时疼痛更剧，便秘，尿短赤，曾由西医师诊断为阑尾炎，经注射针药及局部冷敷无效，主张外科治疗。患者因本镇无设备完善的医院，且顾虑年老多病，不能胜任，途改延中医诊治。常时体温38.6℃，脉搏88/分，麦氏点有压痛。处方：生川军二钱，桃仁三钱，元明粉一钱（分2次冲服），赤芍三钱，败酱草二钱，生薏苡仁四钱，麦芽三钱，冬瓜仁五钱，炒牛膝二钱。次日复诊，症状如故，因疑患者曾有鸦片嗜好，乃将生川军增至三钱，元明粉增至一钱五分。第三天体温39℃，脉搏90次/分，患者自诉大便行而不畅，腹痛发作次数较稀，经再三询问，患者始直告因畏大黄、芒硝之泻下，故第一次处方未入大黄、芒硝，第二次未入芒硝。遂与原方加枳实一钱五分，服药后当晚排腥秽之粪便五六次，量很多。第四天复诊时痛已大减，但右腹部仍有轻度压痛，与原方将大黄减为二钱，元明粉减为一钱，去谷芽、牛膝，加归尾三钱，丹皮三钱，大贝母五钱。服药后体温、脉搏恢复正常，遂于原方去元明粉、桃仁，加柏子仁、杏仁、黄芪。第六次复诊时右腹部腹壁紧张及压痛完全消失，患者自诉感觉舒适愉快，调养数日而愈。摘自：卜锡霖.中医治疗阑尾炎的经验介绍［J］.上海中医药杂志，1956（01）：6.

乌梅丸

【原文】蛔厥者，当吐蛔，今病者静而复时烦，此为脏寒。蛔上入膈，故烦。须臾复止，得食而呕，又烦者，蛔闻食臭出，其人当自吐蛔。蛔厥者，乌梅丸主之。乌梅丸方：乌梅三百个，细辛六两，干姜十两，黄连一斤，当归四两，附子六两（炮），川椒四两（去汗），桂枝六两，人参、黄柏各六两。上十味，异捣筛，合治之，以苦酒渍乌梅一宿，去核蒸之，五升米下，饭熟捣成泥，和药令相得，内臼中，与蜜杵二千下，丸如梧子大，先食，饮服十丸，三服，稍加至二十丸，禁生冷滑臭等食。

【释义】本方为蛔厥之证治，所谓蛔厥，乃蛔动而厥，腹痛吐涎，手足冷是也。本方证为中焦虚弱，寒热错杂之蛔厥，即膈上有热，肠中有寒，中气不足，蛔虫妄动所致。胃有热，肠中寒，蛔扰则烦，蛔伏则静；蛔喜得食，胃肠空虚，则上求食，若闻食气，随胃气上逆，不仅呕且烦，蛔虫亦随吐出；痛剧则气血流通不畅，则手足厥冷脉微，故谓蛔厥。综上所述，由于脏寒蛔动，上入于膈所致之寒热错杂之蛔厥证，故治用本方安蛔止厥，调和肝胃，寒热并用，使脏寒得温，胃热得降，气血调和，脏安蛔下，诸症得解矣。

【临床应用】临床多用于胆道蛔虫症、蛔虫性肠梗阻、过敏性结肠炎、痢疾以及胃手术后综合征、胃肠功能紊乱、胆囊鞭毛虫症、肠伤寒及某些感染性疾病慢性期均有效果，也有用本方加味治疗黄疸、阿米巴痢疾等疾病，厥阴头痛者也常获效。以上诸种疾病，应用本方时，必见本方证者，方可随证加减与之。

【案例】

1.吴佩衡医案：郑某某，女，36岁，昆明官渡区某公社社员。1962年10月某日夜间，患者突然脘胁疼痛，宛如刀绞，彻于右侧肩背，四肢冰冷，汗出如珠，兼恶心呕吐，吐出黄绿苦水，并吐出蛔虫一条，胃中灼热嘈杂，脘腹痞胀，烦躁不安，呻吟不止，终夜不能入睡。天明，其痛稍有减轻，方才交睫，又复作痛如前，遂由家人护送至中医学院附属医院急诊。经检查，诊断为"胆道蛔虫症"，住院治疗。余会诊之时，见患者脉沉弦而紧，舌苔白腻、舌质青黯，不渴饮。此乃厥阴脏寒，肝胆气机郁结，腹中蛔虫上扰作痛，属蛔厥证。照仲景法，以乌梅丸主之。处方：制附子30g，干姜15g，肉桂9g，当归15g，党参15g，黄连6g，黄柏9g，川椒5g（炒去汗），细辛5g，乌梅3枚。煎1剂，分3次服。服1次，疼痛稍减；服3次后，疼痛呕吐均止，手足已回温，夜间已能安静入睡，惟胃中仍嘈杂，脘腹尚感痞闷，口苦不思饮食，脉沉弦，已不似昨日兼有紧象，腻苔稍退，舌质仍含青色。蛔虫虽安，但肝胆寒凝之气尚未祛尽。照原方加川楝子9g，榔片9g。连服2剂后，便下蛔虫20余条，腹中感到舒缓，饮食渐有恢复，脉缓，苔退。再以香砂理中汤加荜拨、高良姜调理2剂，气机恢复，痊愈出院。摘自：吴佩衡.吴佩衡医案［M］.昆明：云南人民出版社，1979：63-65.

2.张子辉医案：郑某某，盆腔炎，症见白带多，如帛状，月经不准，近日因冒雨而感寒，腰骶部坠疼明显，体倦，便溏，头晕，烦躁，苔薄黄，六脉细弦。证属上热下寒，虚实挟杂，处方：乌梅30g，川连6g，附片4.5g（先煎），黄柏6g，干姜6g，细辛3g，当归12g，煅牡蛎30g，党参15g，桂枝6g，白芍15g，茯苓15g。服3剂后白带稍减，骶部仍痛，加杜仲、川续断各15g，又服7剂，诸症几退，继4剂，告愈。按：本病以白带多、腰腹胀、下腹肿块及不孕为特点。多因"产后经行之时，脏气空虚，或被风冷相干，或饮食生冷。"本案上焦挟热，下焦虚寒，邪浊内犯，肝肾不足，以乌梅丸进退，上下并治，寒热两调，而收全效。摘自：张子辉.乌梅丸在妇科的临床运用［J］.中医药研究杂志，1984（01）：34-36.

桂枝茯苓丸

【原文】妇人宿有癥病，经断未及三月，而得漏下不止，胎动在脐上者，为癥痼害。妊娠六月动者，前三月经水利时，胎也。下血者，后断三月衃也。所以血不止者，其癥不去故也，当下其癥，桂枝茯苓丸主之。桂枝茯苓丸方：桂枝、茯苓、牡丹（去心）、桃仁（去皮尖，熬）、芍药各等分。上五味末之，炼蜜和丸，如兔屎大，每日食前服一丸，不知，加至三丸。

【释义】妇人素有癥积之病，月经停止不到三月，又下血淋漓不止，觉得胎动在脐上，这是癥病为害。怀孕六个月时发现胎动，且在受孕前三个月月经正常，这是胎。停经前月经失调，时有下血，停经后三月又下紫黑晦暗的瘀血。其所以下血不止，是癥病未除的缘故，应当去其癥病，用桂枝茯苓丸主治。

【临床应用】临床多用于治疗妇科癥瘕积聚（包括卵巢囊肿、子宫肌瘤、陈旧性宫外孕、盆腔炎性包块、子宫内膜异位症等疾病）、不孕症（多由人工流产后输卵管阻塞或慢性盆腔炎引起）、妇科血证，诸如崩漏、月经过多、胎漏、产后恶露不尽、月经不调（如月经后期、闭经、经期延长）、痛经、慢性盆腔炎、乳腺增生、多囊卵巢综合征、癃闭（如产后尿潴留、术后小便不利）、经行浮肿、腹痛（由放置节育环、盆腔瘀血综合征引起的）等见于本方证者。

【案例】

1.宋濡医案：张某某，女，38岁，社员，于1987年3月10日就诊。月经已闭止3个月，午后发烧，食欲减。诊见：形体枯槁，腹部按痛，曾经他医诊断血虚胃弱，血亏经闭，治以养血健胃疏肝之品，屡治罔效，病势渐重。且腹部膨隆显著，似妊娠五六月状，按之坚硬如石，推之不移，痛当少腹。诊其脉沉滑有力，右关更属明显，舌紫有瘀点。处方：桂枝15g，丹皮15g，芍药20g，桃仁15g，2剂，水煎服。服后，病情如故。再诊，于前方桂枝增至25g，桃仁增至20g，再投2剂。服后，腹内雷鸣，翌晨大便2次，便色紫黑且硬，腹痛稍减。三诊：积块坚硬，固定不移，拒按，皮肤不润，舌边紫，苔厚而干，脉沉涩。又投原方2剂，丹皮增至35g，服后下血盈盆，家人大惊。自此腹部膨隆消失，按之柔软，不再疼痛，食欲渐佳。但细扪脐下，仍有似鹅卵大一枚悸动。余曰此胎气也。调理渐安，至足月顺产一女婴。按：血瘀留滞作癥，故闭经3月。破其积聚方可保胎元无虞，故用桂枝茯苓丸。摘自：宋濡.治验简介［J］.吉林中医药，1981（01）：38.

2.邓铁涛医案：患者李某某，女，40岁，教师。经产三胎健在，月经不正常已4～5年，最近月经早期、腰痛、腹痛，月经量多，经前后头痛、白带多。经某人民医院妇科检查：宫颈糜烂（++），肥大（++）；子宫，水平位，增大如鹅蛋大，后壁隆起，活动良好；附件，未扪得肿物及包块。诊其人瘦，面白，舌边红，苔白，脉弦细，治拟活血祛瘀，用桂枝茯苓丸改为汤剂，处方：桂枝、茯苓、丹皮、桃仁、赤芍，每味各三钱煎服。服40剂后，妇检子宫有所缩小。服53剂后，月经过期未至，改用少腹逐瘀汤去肉桂加黄精，4剂而月经至，月经至后仍服桂枝茯苓丸（改汤）前后共110剂，再经某人民医院妇科医生检查结果为：子宫后倾较正常稍大稍硬，右侧缘稍突出，附件（－），宫颈轻度炎症，稍红；外阴道（－）。该医生认为经产三胎，子宫大小属正常范围，子宫肌瘤已消失，月经亦正常，乃停药。追踪1年，精神体力日佳。摘自：邓铁涛.祛瘀法及其应用[J].新中医，1975（02）：25-29.

胶艾汤

【原文】师曰：妇人有漏下者，有半产后因续下血都不绝者，有妊娠下血者，假令妊娠腹中痛，为胞阻，胶艾汤主之。芎归胶艾汤方（一方加干姜一两。胡洽治妇人胞动，无干姜）：芎䓖、阿胶、甘草各二两，艾叶、当归各三两，芍药四两，干地黄四两。上七味，以水五升，清酒三升，合煮取三升，去滓，内胶，令消尽，温服一升，日三服。不差更作。

【释义】本方为治疗妇人三种出血和胞阻之证治，所谓妇人三种下血者，即经水淋漓不断之漏下；半产后继续下血不止之漏下；妊娠胞阻下血之漏下。三者之病情虽不同，但其病理机制，均冲任虚损，不能统摄血脉，阴血不能内守。胞阻者，既为病名，又为病理。此乃由于冲任脉虚寒，胞中之气血不和，阴血不能内守，血液下漏，不能入胞以养胎，影响胎之正常发育，所以腹中作痛。妊娠下血，腹中痛，称为胞阻之证。综上所述，不论三种下血，或胞阻，均因冲任之气虚寒，经血不能内守之故，为血虚寒滞之证，故治宜温补血脉，止血安胎，或谓补血固经，调其冲任为法。

【临床应用】临床多用于治疗功能性子宫出血、先兆流产、习惯性流产等所致之出血不止，辨证属冲任虚损，血虚有寒者；先兆流产、产后子宫复旧不全之出血不止，而见血色暗淡者。临证加减：先兆流产和习惯流产者，加白术、桑寄生；不完全流产者，加炮姜、炙海螵蛸；宫外孕属前期者，加党参、黄芪、白术、仙鹤草、三七、贯众炭、乌梅；后期者，加丹参、鳖甲、乳香、三棱、莪术等。

【案例】

1.许永龙医案：吴某某，女，28岁，1963年8月21日初诊。自述已流产三胎，每次都在怀孕3、4月发生。现又怀孕80天，心中害怕，来此诊治。面无血色，营养欠佳，精神不快，脉象濡小，食欲不振。系因流产过多，气血双亏，冲任脉衰，肝肾不足，不能濡养胎儿，当以补养气血，其胎自固。当归身四钱，川芎二钱，白芍三钱，大熟地四钱，甘草一钱五分，黄芩一钱五分，阿胶四钱，白术三钱，桑寄生三钱，党参三钱，黄芪四钱，艾叶七片。嘱其每月服两剂，半月一剂，连服三个月。足月产生一女，母女安全。摘自：许永龙.加味胶艾四物汤治疗先兆性流产和习惯性流产的经验[J].中医杂志，1965（03）：24-25.

2.陈源生医案：廖某某，25岁，农民。平日经期错后，经量时多时少，色淡清稀，少腹痛，有冷感。已婚5年，未孕育。日前夫妻口角，月经超前而至，暴下如注。诊见面色惨淡无华，神疲体倦，舌淡苔白，脉弦无力。伴口干不饮，少腹胀痛，腰痛绵绵。证属血分虚寒而兼气滞，法宜温经养血，佐以调气，胶艾四物汤加味，处方：阿胶12g，炒艾叶12g，熟地15g，白芍12g，当归9g，川芎6g，醋制香附12g，台乌9g，小茴6g。服药2剂，得矢气后少腹胀痛止，血量减少过半。气滞已除，因仍觉精神疲惫，前方去台乌、小茴、香附，加党参24g，黄芪24g，糖水炒棉籽30g，补骨脂15g，养血益气，温补下元，3剂后经净，精神好转。复以八珍汤加补骨脂、巴戟、鱼鳔胶，补气血，益肝肾，以竟全功。嗣后，月经正常。年余后生一男婴。摘自：陈源生，郭铭信.谈谈崩漏辨证治疗的几个问题［J］.中医杂志，1979（08）：27–32.

当归芍药散

【原文】妇人怀娠，腹中疠痛，当归芍药散主之。当归芍药散方：当归三两，芍药一斤，茯苓四两，白术四两，泽泻半斤，芎䓖半斤（一作三两）。上六味，杵为散，取方寸匕，酒和，日三服。

【释义】疠痛者，乃腹中拘急，或绵绵作痛之谓也。妇人妊娠，血虚气弱，脾有湿邪，复为肝气所乘，以致胎中血气滞而不畅，故见症腹中疠痛。脾虚不仅生血之源不足，且易生湿，湿盛则转输失常，故小便不利，足跗浮肿；脾气虚则清阳不升，浊气不降，故而头目眩晕；肝脾不和，气血郁滞，则腰脚麻痹无力。综上所述，本方证为肝脾失调之妊娠腹痛，故以补脾利湿养血调肝为法。

【临床应用】临床多用于治疗妊娠腹痛、妊娠下肢浮肿、月经不调、不孕、痛经、行经腰腹酸痛、习惯性流产、子宫出血、闭经、带下、子宫及附件炎、子宫下垂、神经衰弱、瘾病以及胃肠疾病、浮肿、高血压、低血压、肾病、慢性肝炎等疾病见于本方证者。

【案例】

1.李翠萍医案：宋某，女，26岁。怀孕7个月，时感腹中拘急，绵绵作痛，食欲不振，双下肢浮肿月余，按之凹陷不起，舌淡苔白润，脉弦滑。处方：当归9g，芍药24g，川芎6g，茯苓15g，泽泻15g，白术12g。5剂后，腹痛消失，双下肢浮肿渐退，继服3剂，诸症悉除，足月顺产一子。按：世人谓"肝无补法"，其实不然，仲景视补肝养肝为常法，更开补肝以治妊娠病之先河。盖妇人以肝为先天，血为肝所藏，而胎为血所养。因本证重点在肝，故方中重用芍药养肝敛阴止痛，白术、茯苓健脾益气，合泽泻以淡渗利湿，佐当归、川芎调养肝血，如此，用肝脾两调，腹痛止而胎气安。摘自：李翠萍，马文侠.《金匮》方治疗妇科肝病举隅〔J〕.国医论坛，1987（04）：38.

2.沈敏南医案：张某某，女，26岁。患痛经已3年，曾用温经汤、胶艾汤及西药治疗无效。面色无华，形体消瘦，胃纳不佳，经期尚准，行经时必下腹痛，月经量少，色暗红，质稀如水状，今行经2日，腹痛又发，绵绵隐痛，痛时精神不振，大便溏而欠爽。舌质略暗苔薄腻，脉象弦涩。此肝郁脾虚，血亏湿浸之痛经，治以当归芍药散加味。处方：当归、泽泻、茯苓各12g，赤芍、川芎、白术、制香附各9g，丹参18g，小茴香、蕲艾各3g。兑黄酒30g同煎。服3剂。嘱患者每次月经期服上方3剂，连服3月后，痛经已除，经量适中，经色亦正常，余症消失，精神面色已趋正常。按：本例素体血虚，肝木易旺，肝旺势必侮土，土虚水湿逗留，而致行经腹痛，经水稀少。治用当归芍药散，健脾抑木、养血调经、止痛利湿。加丹参以增调经养血之功，制香附有调经理气之用，小茴、蕲艾止痛理气。摘自：沈敏南.当归芍药散的临床应用〔J〕.新医药学杂志，1979（03）：43-44.

干姜人参半夏丸

【原文】妊娠呕吐不止，干姜人参半夏丸主之。干姜人参半夏丸方：干姜、人参各一两，半夏二两。上三味，末之，以生姜汁糊为丸，如梧子大，饮服十九，日三服。

【释义】妇女怀孕以后，出现恶心呕吐，本属生理现象，一般不需治疗，可自行缓解。本文谓"呕吐不止"，意即吐势颇剧，反复发作，缠绵难愈。以药测证，当有呕吐物多系清水或涎沫，口不渴，或渴喜热饮，并可见头眩心悸，倦怠嗜卧，溲清便溏，脉弦苔滑等。此因脾胃虚寒，寒饮上逆所致，故宜温中散寒，降逆止呕，用干姜人参半夏丸主治。

【临床应用】本方不只用妊娠胃虚寒饮者，凡胃有虚寒而呕者均可用之。临证加减：若属虚热者，去干姜，加姜竹茹、麦冬；若属于胃热者，加黄芩、黄连；若气逆重者，去人参，加砂仁、陈皮；兼有湿浊者，加白蔻仁、藿香、佩兰；痰饮重者，本方合小半夏加茯苓汤，加白术、砂仁、陈皮。

【案例】

1.潘涓民医案：洪某，19岁，1969年11月9日诊。停经已43天，经妇产科诊为早孕，渐致纳减，恶心干呕，眩晕，晨起尤甚。近一周多来，呕吐痰涎，食不得进，入水即吐，藉输液度日。诊其面色㿠白，怯冷蜷缩，声音低沉，阵阵呕吐，痰稀水清，脉滑细，舌质淡，苔白滑。诊为胃虚寒饮之妊娠恶阻。治宜温胃散寒，降逆止呕。处方：高丽参12g，干姜6g，法半夏6g，广木香6g，糯米100g。先将糯米淘净，入沸水中，1分钟后过滤，以滤汁煎药。趁热少量频频饮之。服2剂，呕吐减半，又3剂，呕恶已止。嘱其用红枣稀饭渐渐调理，届时顺产两女。按：半夏本系妊娠忌药，然胃虚寒饮之恶阻，务必用之，"有故无殒"。笔者多年经验，人参：半夏：干姜=12（g）：6（g）：6（g）。人参既可补益中气，又可牵制半夏、干姜之燥烈。糯米滤汁，性和不偏，养胃护阴，保存津液。摘自：潘涓民.仲景方妇科临证札记［J］.四川中医，1989（10）：54.

2.林善星医案：农民林某某，女，26岁。停经2月，开始胃纳不佳，饮食无味，倦怠嗜卧，晨起头晕恶心，干呕吐逆，口涎增多，时或吐出痰涎宿食。根据经验自知是妊娠恶阻，为恶阻乃妊娠常事，未加适当处理。延时将近一月，渐至水饮不入，食入则吐，所吐皆痰涎清水，稀薄澄澈，动则头晕，眩晕时则呕吐增剧。始延本人诊治。诊其脉虽细，但滑象明显，面色苍白，形容憔悴，羸瘦衰弱，无力以动，闭眼畏光，面里蜷卧，唇舌色淡，苔白而滑，口中和，四末冷，胸脘痞塞不舒，二便如常而量少。脉症合参，一派虚寒之象毕露。遂拟干姜一钱五分，党参三钱，半夏一钱五分，水煎，日1剂，连服3剂，呕吐大减，略能进食稀粥和汤饮。再服3剂，呕吐俱停，但饮食尚少，继以"五味异功散"调理而安。7个月后顺产一男婴。摘自：林善星.应用干姜人参半夏汤的一些经验［J］.中医杂志，1964（09）：31–32.

当归贝母苦参丸

【原文】妊娠小便难，饮食如故，当归贝母苦参丸主之。当归贝母苦参丸方（男子加滑石半两）：当归、贝母、苦参各四两。上三味，末之，炼蜜丸如小豆大，饮服三丸，加至十丸。

【释义】妊娠小便难，系指妊娠期间出现小便频数而急，淋漓涩痛等症，即后世所谓"子淋"。其人饮食仍如平常，说明病不在中焦，而在下焦膀胱，以方药测知，乃因怀孕后，血虚热郁，肺燥气郁，失于通调，膀胱的津液不足，郁热蕴结所致。用当归贝母苦参丸主治。

【临床应用】临床多用于治疗妊娠小便淋漓涩痛外，亦可用于大便秘结；亦可用于习惯性便秘，男子前列腺炎小便不利；男女泌尿系感染、肾盂肾炎等而见本方证者。临证加减：习惯性便秘者，本方加麻仁、生首乌、莱菔子、元参以滋阴润肠；男子前列腺炎，湿热结于下焦者，本方加滑石合知柏地黄汤，以滋肾养血、清热利湿；妊娠小便涩痛重者，加甘草梢、滑石以通利之；热盛小溲色深者，加萹蓄、瞿麦、野菊花、败酱草等以清热解毒。

【案例】

1.刘渡舟医案：包某某，女，42岁，住北京朝阳区，1994年6月22日就诊。尿急，尿频，小便时尿道灼热涩痛。

尿检：白细胞10～15个，红细胞3～4个。某医院诊为"急性泌尿系感染"，服氟哌酸等西药，效果不佳。伴腰酸，小腹胀，足踝部略有浮肿，心烦少寐，口干不欲饮，微咳，大便偏干，二日一行，小便黄。舌红，苔薄腻，脉滑细。刘老辨为血虚挟有湿热下注，治当养血清热利湿。处方：当归20g，浙贝15g，苦参12g，7剂。服4剂后，症状明显减轻，小便灼痛消失，排尿通畅。然足踝处之浮肿兼有腿重、乏力未瘥。转方当归川母苦参汤与防己黄芪汤合方，清热除湿之中并扶卫气之虚。处方：防己15g，黄芪20g，白术10g，茯苓30g，当归20g，浙贝15g，苦参12g。又服7剂，诸症悉除，尿常规化验为阴性。按：本案为血虚湿热下注，又加上焦肺气不宣，上壅下闭，水道不利湿无从出所致，故上有微咳、口干、心烦，下见尿频、尿急、尿痛。血虚不润，则大便偏干。此虚实夹杂之证。若徒用清利，则必伤津化燥，刘老以《金匮》"当归贝母苦参丸"养血润燥，清热通淋。本方原为"妊娠小便难"而设，方中当归养血润肠，贝母开郁结利肺气，通调水道，苦参清利膀胱之湿热，全方上下并调，标本兼顾。临床用于治疗妇人小便不利，其色发黄、尿道热涩，或见大便秘结，身发虚弱之证，屡有效验。摘自：刘渡舟.刘渡舟临证验案精选［M］.北京：学苑出版社，1996：116-120.

2.谭日强医案：唐某某，女，38岁。3年前曾患急性肾盂肾炎，某医院给服呋喃咀啶，肌注庆大霉素等治愈。此次复发已一星期，再用上药疗效不显。其症腰酸胀痛，尿频尿急，身体疲乏，伴有低热，舌苔黄腻，脉象濡数。此湿热之邪流注下焦所致，宜清热解毒利湿为治。用当归贝母苦参丸改汤剂：当归10g，浙贝母10g，苦参10g，加黄芪15g，银花10g，连翘6g，赤小豆15g，鱼腥草15g，车前子10g，地龙10g，草梢10g，连服20余剂，诸症俱除。摘自：谭日强.当归贝母苦参丸在临床上的应用［J］.中国农村医学，1983（04）：54.

葵子茯苓散

【原文】妊娠有水气，身重，小便不利。洒淅恶寒，起即头眩，葵子茯苓散主之。葵子茯苓散方：葵子一斤，茯苓三两。上二味，杵为散，饮服方寸匕，日三服，小便利则愈。

【释义】妊娠水气，后世称为子肿。子肿多责之于脾肾。孕妇脾胃素虚，或过食生冷，伤及脾阳，运化失职，不能敷布津液，反聚为湿，水湿停聚，流于四末，泛滥于肌肤，遂发浮肿；素体肾虚，孕后阴血聚下养胎，有碍阳气敷布，不能化气行水，且肾为胃之关，肾阳不布，则关门不利，膀胱气化失司，聚水而从其类，水遂泛滥而为肿。本方证之水气，乃脾肾之阳不化气，小便不利。妊娠脾阳虚者，气不化水，以致水停不运而浮肿；或妊娠胎儿渐长，胞宫胀大，以致膀胱气化受阻，湿邪停聚则小便不利，水盛于外，泛滥肌肤，四末则身重；水为阴邪，阻碍阳气不得外行，则洒淅恶寒；水气上逆，清阳不升，则起即头眩。

【临床应用】临床多用于妊娠8～9个月时出现的实证子肿，伴见心腹胀急者或为子痫先兆者。对于孕妇心脏性或肾脏性水肿，症见心悸肿满、小便不利、身重恶寒、起则头眩者，本方确有疗效。

【案例】

1.周德清医案：蒋某，32岁。1996年3月18日上午9：20时，产房特邀会诊。患者系经产妇，今产后2时许，胞衣未能娩出，阴道出血量很少，有时甚至不见出血，腹部显觉增大，按压腹部或子宫部位，有大量血块或血液涌出，血色淡红，小腹微胀，面色白，头晕心悸，神疲气短，汗出肢冷。舌质淡、苔薄白，脉虚弱而涩。处方：炒冬葵子（杵碎）30g，云茯苓30g，红参片10g，明附片（先煎）各10g，炙黄芪60g，炙甘草6g。1剂，煎两服，上午11：40时服头煎，药后自觉头晕心悸、神疲气短、汗出肢冷好转，下午4：30时服二煎，下午6：10时胞衣自下，出血量约50ml。为善后起见，又继服2剂而康复。按：胞宫乃奇恒之腑，有娩出胎儿与胞衣的生理功能。然《胎产心法》云："有因气血虚弱，产母力乏，气不转运，不能传送而停搁不下。"用葵子茯苓散化气行水、滑利窍道，在回阳、益气、救脱的参、芪、草、附鼎力支持之下，取得捷效。摘自：周德清，王乃汉.葵子茯苓散在产后病中的活用实例［J］.浙江中医杂志，1997（07）：309.

2.洪长春医案：洪某某，男性，51岁，腰部肾区绞痛，经常性反复发作已2年。今腰部左肾区阵发性绞痛，痛时面色苍白，冷汗，四肢冰凉，脉沉弱，舌质淡白，舌体肥胖，经B超提示左肾下极1.8cm×0.8cm结石，诊为气血两虚型肾结石，采用葵子茯苓散加味。处方：茯苓20g，冬葵子30g，金钱草20g，海金沙30g，炒鸡内金20g，鱼脑石10g，王不留行20g，赤芍20g，党参30g，甘草10g，硝石10g，虎碧10g（研未另冲）。水煎服，每日1剂，连服10剂。症状全部消失，经B超检查结石消失，随访2年未见复发。摘自：

钟相根.张仲景传世名方［M］.北京：中国医药科技出版社，2013：341-343.

当归散

【原文】妇人妊娠，宜常服当归散主之。当归散方：当归、黄芩、芍药、芎䓖各一斤，白术半斤。上五味，杵为散，酒饮服方寸匕，日再服。妊娠常服即易产，胎无疾苦，产后百病悉主之。

【释义】肝主藏血，血以养胎，脾主健运，乃气血生化之源。妇女怀妊以后，需充沛的气血以濡养胎儿，若母体气血不足或有寒热之偏胜，则必影响胎儿之发育。肝血虚而生内热，脾不运而生湿，湿热内阻，影响胎儿则胎动不安。故用当归散养血健脾。方中当归、芍药补肝养血，配川芎又可调肝和血，使肝血充盈，肝气条达。白术健脾除湿，黄芩坚阴清热。合而用之，气血调和，湿除热清，使母体安泰，胎元自养。后世将白术、黄芩视为安胎圣药，其源概出于此。

【临床应用】根据当归散具有调养肝脾、清热除湿的功效，临床可用本方治疗血虚有热引起的胎漏、胎动不安，以及湿热内蕴兼血虚的带下、崩漏等妇科病证。临证加减：胖人血虚内热，胎动不安者，本方加川断、桑寄生、苏梗、砂仁、杜仲等；气血俱虚，胎动不安者，本方合用四君子汤或人参汤，并将方中干姜易为生姜，加减化裁之；月经三四月不行或一月再至，本方加山茱萸。

【案例】

1.徐汉江医案：吴某，30岁，本院护士，1973年8月13日初诊。妊娠近5个月，右下腹痛已逾3日，头晕肢倦，纳少，口苦而干，咳嗽干呕，大便时结时溏，舌尖赤，苔薄白，脉滑数。心肺（－），肝脾未扪及，右下腹有局限性压痛，麦氏征（－）。血象：WBC 9×10^9/L，N78%，L22%。徐老诊为脾胃不和，湿热内阻，不通则痛，治立清热解毒、健脾利湿、缓急止痛，予当归散加味。处方：当归10g，炒白术10g，白芍10g，炒黄芩9g，川芎3g，银花15g，连翘10g，茯苓10g，紫花地丁15g，红花12g。3剂，每日1剂，水煎服。复诊（8月16日）：药后腹痛减，惟口苦诸症尚存，原方去红花，加蒲公英12g，服5剂病愈。按：徐老临床以本方为主，随证化裁，用于治疗妊娠及产后多种疾病，如妊娠恶阻、妊娠感冒、妊娠胃痛、妊娠腹痛、妊娠疟疾、先兆流产等，均收到满意的效果，尤其是对妊娠恶阻奏效显著。徐老认为，方中当归、白芍能养血安胎；白术、黄芩能健脾清热；川芎调血行滞；少佐砂仁和胃止呕。摘自：徐寅，徐方镇.经方治疗妇产病证经验［J］.湖南中医杂志，1992（03）：17-18.

2.俞成泰医案：黄某某，女，28岁，1987年6月13日初诊。两颧部起褐斑5年。患者5年前妊娠时脸部逐渐出现褐斑，入夏色泽变深，冬季转淡，伴有月经延期，量少色淡，劳累后自觉脘腹胀满，口苦，肢倦。肝功能检查正常。察舌质红、苔薄黄，面色萎黄，脉弦细。证属脾虚血不荣肤，兼有湿热内蕴。治拟健脾养血，佐以清化湿热。方选当归散加减：当归、生白术、茯苓各15g，生熟地

（各）20g，白芍、黄芩、白芷各10g，川芎6g。每日1剂，水煎2次分服。外擦3%双氧水，每日3次。前后共调治35剂，褐斑消失，月经正常。按：黄褐斑亦称"肝斑""鼾黑斑"。常因脾气不足，肤失濡养或血虚不荣，以致燥结而成。患者妊娠后脾虚血弱，血不荣肤，脾虚生湿，血虚生热，以致脸部出现黄褐斑，月经延期。故采用当归散健脾养血，清化湿热；加地黄意在增强补血之功；增茯苓助白术健脾利湿；白芷香燥，善行头面，既可燥湿又能率诸药上行以养肤之用。摘自：徐鸣鸣，俞友根.当归散治皮肤病举隅[J].四川中医，1995（09）：48-49.

白术散

【原文】妊娠养胎，白术散主之。白术散方：白术四分，芎䓖四分，蜀椒三分（去汗），牡蛎二分。上四味，杵为散，酒服一钱匕，日三服，夜一服。但苦痛，加芍药；心下毒痛，倍加芎䓖；心烦吐痛，不能食饮，加细辛一两，半夏大者二十枚。服之后更以醋浆水服之；若呕，以醋浆水服之复不解者，小麦汁服之；已后渴者，大麦粥服之。病虽愈，服之勿置。

【释义】本条论述脾虚寒湿所致胎动不安的治法。妊娠期间孕妇素有阴阳气血偏盛偏衰之别，若阳虚之体脾虚易生湿，湿从寒化则脾虚寒湿伤胎，出现除上述胎动不安之症外，还当脘腹时痛，呕吐清涎，食减，白带多等，治当用白术散，健脾温中，祛寒除湿安胎。

【临床应用】临床多用于孕妇因体虚有寒或孕期恣食凉物伤脾，致寒湿内生，扰胎不安，症见脘腹疼胀、呕恶吐涎、舌苔白腻者。对于肥胖型妇人妊娠时羊水过多，或有流产习惯，症见胎动不安、腹痛、呕吐心烦者，也可用本方治疗。

【案例】

1.珲阳医案：马某，女，28岁，已婚，1989年8月5日就诊。停经2个月，恶心呕吐半月。患者以往月经正常，停经2个月，近半月来恶心呕吐，心中烦热，纳呆食少，食则呕吐重，吐食物或黄绿苦水，伴头晕、四肢乏力，精神不振，眼球凹陷，尿量减少。尿酮体试验（+）。舌质红苔黄，脉象滑数。诊断为：妊娠呕吐。证属痰热内蕴，胃失合降。治宜清胃化痰、降逆止呕。处方：白术10g，黄芩10g，藿香10g，苏梗9g，佛手9g，砂仁（后下）9g，川黄连9g，清半夏9g，白芍9g，当归6g，竹茹6g，白蔻仁6g（后下），甘草6g。水煎服12剂痊愈。按：妊娠呕吐，祖国医学称为恶阻，是妊娠早期的常见病之一。轻者无妨，无须治疗。严重者必须及时治疗，以免影响母体健康及胎儿发育。《广嗣纪要》云："恶阻者，谓有妊而恶心，阻其饮食也。"此症冲气上逆犯胃，胃失和降所致。本证有脾虚、胃热、痰湿之不同，故治疗以健脾和胃，清胃化痰，降逆止呕为主。因胃气以和为顺，胎元以和为安。自拟白术散健脾和胃，清热化痰，安胎而立方，临床应用数年，屡用屡效。摘自：弭阳.妇科病治验［M］.济南：山东大学出版社，2015：211-213.

2.王付医案：周某，女，37岁。有多年慢性盆腔炎病史，屡屡服用中西药，未能期治疗目的，近因带下量多加重前来诊治。刻诊：带下色白量多，阴部潮湿，阴痒，少腹拘急，舌质暗淡，苔白略腻，脉沉弱。辨为寒湿浸淫证，治当温阳散寒除湿。给予白术散与薏苡附子败酱散合方加味：白术12g，川芎12g，花椒10g，牡蛎6g，附子6g，薏苡仁30g，败酱草15g，山药15g，车前子15g，炙甘草6g。6剂，水煎服，每日1剂，每日3服。二诊：带下减少，阴痒减轻，以前方6剂。三诊：阴部潮湿基本解除，以前方6

剂。四诊：少腹拘急止，以前方6剂。五诊：带下、潮湿、阴痒止，以前方6剂，之后，为了巩固疗效，以前方治疗20余剂，随访1年，一切尚好。按：根据带下色白量多、潮湿辨为寒湿，再根据少腹拘急辨为寒湿肆虐，因脉沉弱辨为气虚，以此辨为寒湿浸淫证。方以白术散健脾燥湿、温阳止痒，以薏苡附子败酱散温阳散寒解毒，加山药益气止带，车前子利湿止带，炙甘草益气和中，方药相互为用，以奏其效。摘自：王付.经方合方辨治疑难杂病［M］.郑州：河南科学技术出版社，2014：19-21.

枳实芍药散

【原文】产后腹痛，烦满不得卧，枳实芍药散主之。枳实芍药散方：枳实（烧令黑，勿太过）、芍药等分。上二味，杵为散，服方寸匕，日三服，并主痈脓，以麦粥下之。

【释义】产后腹痛虽多虚证，但亦有实证，如本条产后腹痛，烦满不得卧，是由于产后气血郁滞不解而成实，故有腹痛、胸满、心烦不得卧的症状表现。"烦满不得卧"之"烦满"二字，为本条关键，旨在阐明既非产后腹痛剧而不得卧，亦不是心失所养之不得卧，乃是由于烦满而致不得卧。其烦满之理，乃是气血郁滞。故用枳实芍药散破气散结，和血止痛。方中枳实破气散结，炒黑并能行血中之气；芍药和血以止痛，用麦粥送服，以和胃安中，合而用之，使气血宣通，气行血畅，则烦满除，夜寐安，腹痛已。

【临床应用】枳实芍药散为产后腹痛的主治方。其所主治之腹痛的特征为小腹胀痛，按之加剧，恶露色黯不畅，心烦腹满不得安卧，或见胁肋胀痛，烦躁易怒等。近代药理研究证明，枳实对子宫、胃肠运动均具有兴奋作用，能使子宫及胃肠的收缩节律有力；芍药中所含芍药甙具有良好的解痉、镇痛、镇静作用，故本方常用于治疗胃痛、腹痛、胃下垂、子宫脱垂、痛经等病证。

【案例】

1.沈敏南医案：郑某某，女，30岁。患经后腹痛已半年，近月加剧，前来诊治。素体矮小、孱弱，年多疾，初潮后月经不调。经期尚准，行经时少腹略有不适，腰酸乏力，胃纳一般，经后下腹拘急胀疼，时痛时止，时喜按，时按之反剧。舌苔薄腻，脉小弦。此肝肾不足，气滞湿阻之腹痛，治以枳实芍药散和当归芍药散加味。处方：枳实6g，白芍、白术、川芎各9g，茯苓、全当归各12g，菟丝子、丹参各18g，川断、桑寄生各15g。服5剂后，腹痛已除，腰酸已瘥，精神亦振，并嘱下次月经后再服此方。隔2月后随访，经后下腹已无痛感。按：痛经的临床辨证，一般常以经前或经期腹痛为实，经后腹痛为虚；按之痛甚为实，按之痛减为虚。本例患者经后下腹胀痛，时喜按而时按之反剧，是气滞肝郁又兼血亏，为虚实夹杂之症。伴腰酸者，因经行后肝血已去，肝肾同源，肝亏肾亦虚也。

摘自：沈敏南.当归芍药散的临床应用［J］.新医药学杂志，1979（03）：43-44.

2.尹光侯医案：杨某某，女，27岁，1981年4月15日诊。产后7天，恶露已尽，小腹隐痛，经大队医生治疗无效。现小腹疼痛剧烈，面色苍白带青，痛苦面容，烦躁满闷，不能睡卧，拒按，舌质淡紫，苔薄白，脉沉弦，此乃气血壅结。治以破气散结，和血止痛。投枳实芍药散：枳实（烧黑）12g，芍药12g。水煎服。当晚即安，1剂而愈。

按：《金匮要略》云："产后腹痛，烦满不得卧，枳实芍药散主之。"方中枳实破气入血，能行血中之气；芍药和血以止痛。为此，气血得以宣通，则腹痛烦满可消。摘自：尹光侯.枳实芍药散治疗产后腹痛 [J] .四川中医，1986，（11）：38.

下瘀血汤

【原文】师曰：产妇腹痛，法当以枳实芍药散，假令不愈者，此为腹中有干血着脐下，宜下瘀血汤主之。亦主经水不利。下瘀血汤方：大黄二两，桃仁二十枚，䗪虫二十枚（熬，去足）。上三味，末之，炼蜜合为四丸，以酒一升，煎一丸，取八合，顿服之，新血下如豚肝。

【释义】产后腹痛多属气郁血滞，一般投以枳实芍药散行气和血，即可痊愈，如果不愈，说明非气滞为主，乃瘀血偏重，故枳实芍药散药轻力薄已不能胜病。"干血着脐下"，是本证病因病理的概括，所谓"干血"，多为瘀血久积，郁遏化热，热灼血干而形成，"脐下"乃胞宫所居之处，又时值产后，因而"干血着脐下"足以明示此为瘀热内结胞宫，胞脉阻滞之产后腹痛。正因如此，其证必具小腹疼痛如刺、拒按或有块，痛甚于胀，其治又必以下瘀血汤逐瘀泄热，方能奏效。方中用大黄入血分，荡热逐瘀，推陈致新；桃仁活血化瘀润燥；䗪虫善攻干血，破结逐瘀。三味合用，破血之力峻猛，为防伤正，用蜜为丸，以缓急润燥。以酒煎药丸，既能引药入血分直达病所，又可奏和血之功。

【临床应用】临床多用于消化、神经精神、生殖等系统的瘀血病证。如用于乙型肝炎、肝硬化、肠粘连、精神分裂症、中风后遗症、急慢性盆腔炎、附件炎、痛经、闭经、胎盘滞留、宫外孕、面瘫、长期低热等见于本方证者。

【案例】

丁光迪医案：高某某，女，初诊：1972年8月。病从1971年春小产后所致。当初有急性盆腔炎过程，经住院治疗，急性炎症解除，但后遗小腹有鸭蛋大包块，腰骶酸胀，小腹坠胀痛。白带多，有臭气，月经不调，四五十天一转，量少色黑，有紫块，经前腰酸，小腹胀痛更甚，经后略缓解。大便秘结，五七日一解，粪坚如栗。时有低热，经前或便秘日久则低热更明显。面色萎黄，不耐烦劳，更不能久站，否则腰腹坠胀更甚。脉细弦，按之有力；舌色暗，边多瘀斑，苔薄黄腻。病机分析：瘀阻气滞，疏泄失职，病属癥积。盖由小产后热入血室，热与血结，瘀阻下焦。蓄而成形，则为癥积，行而不畅，则为经迟量少色黑。瘀阻则气滞，所以腰瘦小腹胀痛，大便秘结；瘀郁则化热，所以带多气臭，时见低热。面色萎黄，不耐烦劳，不能久站，似属病久气阴受伤，而病情的重点还在于瘀阻气滞，疏泄失职，观其脉细弦有力，舌暗瘀斑，苔薄黄腻，显属邪实有余。治以祛瘀化癥，疏泄厥阴。方用下瘀血汤合桂枝茯苓丸加味。药选桃仁、炙䗪虫、制大黄、桂枝、茯苓、丹皮、丹参、赤芍、当归、牛膝、川楝子、醋炒香附、鲜藕。方意是取桃、䗪、大黄下瘀血，配丹皮、赤芍、归、膝、丹参凉血活血以增强去瘀化癥之力；桂枝茯苓通阳通络，化下焦之气，配川楝、香附以加强理气疏泄作用；鲜藕补血祛瘀。重点是活血化瘀。患者服药至15帖，大便即通顺，月经提前来潮（距上次月经仅20多天），经前腰酸、小腹坠胀减轻，经量亦增多，自感下半身轻松。药已见效，乘胜追击，原方加醋炒三棱、莪术继进。腹中转气，异常舒适，月经又来潮（两次月经都在25天左右），服至第三个月，大便保持通顺，低热亦退，苔化薄白。妇检复查，包块显著缩小，双合诊仅有白果大小。原方去丹皮、牛膝、川楝，加党参、炙甘草、炒生地兼顾气阴。至第四个月，月经量多色转红，腰酸腹胀全除，改用归芍六君（去白术）黄芪、桂枝、桃仁、蟅虫、丹参、香附、鲜藕调理巩固，完全恢复正常。此病分析病机属于邪实有余，重点在瘀血，用祛瘀化癥，收效比较快，善后用调补肝脾气血，寓消于补，恢复亦比较好。摘自：丁光迪.应用下瘀血汤辨证加减的体会［J］.江苏医药（中医分册），1978（02）：20-22.

竹皮大丸

【原文】妇人乳中虚，烦乱呕逆，安中益气，竹皮大丸主之。竹皮大丸方：生竹茹二分，石膏二分，桂枝一分，甘草七分，白薇一分。上五味，末之，枣肉和丸弹子大，以饮服一丸，日三夜二服。有热者，倍白薇；烦喘者，加柏实一分。

【释义】本条论述产后虚热烦呕的证治。妇人以血为本，平时定期下注化为经水而保持生理平衡，孕时留聚胞中以养胎，产后上行化为乳汁以育养婴儿。妇人产后阴血本虚，加之哺乳育儿，乳汁去多，阴血则更虚，因乳汁为精血所化。阴虚生内热，虚热扰中则胃失和降而呕逆；虚热上攻，逆扰神明则烦躁不安。治用清热降逆，安中益气的竹皮大丸。方中竹茹善清热除烦；甘草重用，并与桂枝、枣肉相伍，意在扶阳建中；石膏甘寒清热除烦，白薇清虚热以安中。方中竹茹、石膏、白薇同用能清热除烦降逆以达安中之目的；草、枣、桂相伍能扶阳建中补虚以达益气之效。

【临床应用】竹皮大丸为产后体虚内热，胃不和降的主治方。以虚热烦呕为辨证要点。临床多用于治疗妊娠呕吐、妊娠中毒症、神经性呕吐、病毒性肝炎、急性胃炎、消化性溃疡、返流性食道炎等见于本方证者。

【案例】

1.孙匡时医案：李某某，女，24岁，1973年5月10日诊。近一月来夜不能寐，精神欠佳，面色少华，自觉心跳、心慌、心中懊憹、头晕、腰腿疼痛，舌淡苔白，脉沉数无力。患者素体血虚，病前又受精神刺激，良由阴虚火旺，肝横气滞，从而神不守舍，经络郁滞。用竹皮大丸5剂病即减半，再服3剂则病愈。按：失眠其因甚多，治法各异。胃不和用半夏秫米汤，心肾不交用黄连阿胶汤，虚热内扰用酸枣仁汤，都是有效之方。竹皮大丸治疗失眠者，乃因肝失条达，里热内炽，营血暗耗，神不守舍，热扰神明所致。方中取桂枝甘草汤之意，通心阳使神明有主；大枣补气生津；石膏、竹茹、白薇直清里热。摘自：那素梅，董克伟.孙匡时运用竹皮大丸的经验［J］.中医杂志，1986（06）：13-14.

2.宋健民医案：孙某，女，34岁，初诊1959年10月3日。患者自1987年以来，每于经前5～6天，即感心烦意乱，心下空虚，胸中发闷，痛苦万分，反复发作已逾2年，久治罔效。月经按期而行，量少色黑无块，经后干咳，无呕逆，饮食二便均正常，舌苔微黄而干，脉弦数。曾生一女已4岁。此为虚热内扰，冲脉气盛，法宜清热安中。处方：竹茹20g，石膏15g，白薇15g，桂枝6g，甘草9g。3剂，水煎早晚2次分服，嘱每于经前7日始服，连用2个月经周期而愈。妇人经前，太冲脉盛。冲为血海，起于胞中，胞脉络于心，太冲气血壅盛有余而为火，火热伤阴上扰心神故见烦乱，火盛又可耗气，所以用竹皮大丸清热以除烦乱。摘自：张显正.宋健民应用竹皮大丸的经验［J］.山东中医杂志，1993（01）：49.

白头翁加甘草阿胶汤

【原文】产后下利虚极，白头翁加甘草阿胶汤主之。白头翁加甘草阿胶汤方：白头翁二两，秦皮、黄连、柏皮各三两，甘草二两，阿胶二两。上六味，以水七升，煮取二升半，内胶，令消尽，分温三服。

【释义】产后血虚，更兼湿热内蕴肠道，下利伤阴，而使阴血虚极。此时若单纯治痢，恐苦寒燥湿之品更伤阴血；若单纯补虚，则易"闭门留寇"，湿热不去，下利不止。故用白头翁汤取其寒以胜热，苦以燥湿而止下利。加阿胶、甘草养血缓中，止血补虚以治。此方不单产后下利应用，若因阴虚血弱而患热利下重者，皆可用之。

【临床应用】本方用于产后或素阴血虚少之湿热痢阴虚者；亦可用于患热痢，或痢疾较久而伤阴者。发热恶寒表证明显者，酌加葛根、黄芩、双花、连翘、马齿苋；腹痛里急后重明显者，酌加木香、槟榔、白芍等以理气止痛；挟有食滞者，酌加炒三仙、莱菔子、鸡内金等以消食。

【案例】

1.史文郁医案：常某某，31岁，女，门诊病历26号，于7月8日来门诊。主诉：腹痛、腹泻、发烧，大便带脓血，四肢无力，已3天。检查：体温38.2℃，粪便显微镜检查：

脓细胞及血细胞（＋），诊断为肠炎，投给磺胺胍及苏打片各12片，一日6次分服。7月9日，病情加重，不能来门诊，即往出诊。患者诉头晕头痛全身痛，发烧，大便一日夜数10次。检查体温38.9℃，给注射地亚净1支，磺胺胍及苏打片各18片，每4小时服1次，每次各服3片。7月10日，其爱人亲来叫出诊说，经2天治疗，毫不见效，且日重一日，现她怀孕7个月，恐怕小产。往诊时，患者诉头痛头晕，发烧较昨日更甚，恶心不食，腹痛，大便脓血，一日数次，里急后重。检查体温38.9℃，舌有白苔。因连用磺胺剂2日不效，乃改用中药治疗。处方：白头翁二钱，黄连、黄柏、秦皮、甘草各一钱，阿胶二钱，水煎服。7月11日来四诊，诉病情大减，服头次药后，大便即不见脓血，服2次后，头晕、头痛、发烧、腹痛等全身症状，均霍然若失，亦思饮食。本来卧床2日不能行动，今天已能走来门诊，处方同前。12日门诊，诸症已愈，惟感身体虚弱。投给人参归脾汤1剂，18日带其小孩来门诊，已告痊愈。按：《金匮》本方原为产后热利伤阴者设，上述两则虽非发于产后，但病因病机相合，故可投之。摘自：史文郁.复方白头翁煎剂治疗痢疾100例的疗效报道［J］.上海中医药杂志，1958（04）：20-21.

2.赵某某，女，54岁，家务。1955年起，每年夏秋季节，痢疾反复发作，经中西药治疗，仅症状得到改善，但未能根治。1960年9月5日初诊。近3天来痢下赤白，有黏冻，腹痛，里急后重，日行七八次，形体消瘦，纳谷减少，烦躁，手心灼热，口苦溲赤，舌质红绛，苔光剥，脉细数。久痢耗伤阴血，湿热挟滞，交阻大肠，乃休息痢之重症，治拟清化湿热，兼养阴血。处方：白头翁三钱，北秦皮三钱，川黄柏二钱，川黄连一钱半，阿胶珠三钱，全当归三钱，广木香一钱半，炮姜炭一钱，焦楂炭四钱，制川军三钱，2剂。9月7日二诊：连服清化湿热，养血和阴之剂，腹痛后重略减，大便仍夹脓血，烦躁，手心灼热，口苦略减，小溲短赤。前方尚称合度，仍守原意，前方去制川军，3剂。9月10日三诊：腹痛后重已除，大便已无脓血，但尚有黏冻，烦躁渐宁，日晡手心微热，口仍苦，溲赤略淡，仍守原法。前方去炮姜炭。5剂。9月15日四诊：大便已无黏冻，每日1~2次，质软成形，烦躁、口苦等症大减，胃纳略增，舌红少苔，脉象细数。再从前方加减，以清余邪。1964年随访，痢疾未复发。按：痢疾古称"滞下"，属湿热挟滞者居多，治疗以清热化湿，消导通下为主。若时愈时发，反复不已，则称为"休息痢"。本案乃休息痢重症，主要由于饮食生冷不洁，湿热蕴伏，反复发作，脾胃受伤，阴血日渐亏耗，故见湿热纠缠，阴虚潮热之象。摘自：上海中医学院附属龙华医院.医案选编［M］.上海：上海人民出版社，1977：40-44.

半夏厚朴汤

【原文】妇人咽中如有炙脔，半夏厚朴汤主之。半夏厚朴汤方（《千金》作胸满，心下坚，咽中帖帖，如有炙肉，吐之不出，吞之不下）：半夏一升，厚朴三两，茯苓四两，生姜五两，干苏叶二两。上五味，以水七升，煮取四升，分温四服，日三夜一服。

【释义】妇人自觉咽中如有烤肉块梗阻不适，咯之不出、吞之不下，但饮食吞咽并无妨碍，后世称之为"梅核气"。本病的发生，多因情志所伤，肝失条达而气机郁结，气郁则津液结聚而成痰，痰凝气滞搏结于咽喉所致。宜用半夏厚朴汤主治。方中半夏、厚朴、生姜辛开苦降，以散结降逆；佐以茯苓利饮化痰；苏叶芳香轻浮，宣肺气而能解郁。诸药合用，可收开结化痰、顺气降逆之功，气顺痰消，则咽中自爽。

【临床应用】本方常用于下列诸疾，表现有胃肠症状者：胃肠虚弱症、胃下垂、胃弛缓、食道憩室、食道痉挛、妊娠恶阻；表现于咽喉附近之症状者：扁桃体炎、支气管炎、喘息、声带水肿、异物感等；以神经症状为主者：神经衰弱、癔病球、神经质、不眠、神经官能症、神经性食道狭窄、恐怖症等。以上诸疾，临证见本方证者均随证施治之。

【案例】

1.刘景辉医案：患者梅某某，男性，23岁，南京水电公司工人，于1958年6月11日门诊。据自诉在数月前因精神刺激，郁郁不乐，后渐觉头昏眼花，夜寐多梦，咽喉似有炙脔之物，阻塞其间，视其喉间，无红肿现象，询其呼吸饮食，并不妨碍，惟自觉吞之不下，吐之不出，胸闷脘胀，时作太息，其他脉、舌、二便均如常，初步诊断为梅核气，乃开郁气滞，痰涎凝滞于喉间而起，用半夏厚朴汤加味为治。处方：姜半夏三钱，川厚朴一钱，云茯苓三钱，紫苏叶三钱，麸枳壳二钱，广木香一钱，西砂仁一钱，生甘草二钱，大枣七枚，生姜二片。服药3剂，喉间阻塞感已愈大半，头昏失眠依然，原方续进5剂，另加天王补心丹三钱吞服，药后而诸恙若失。按："梅核气"为现代医学上所称的"歇斯底里球"。其主要症状为咽喉中有如梅核样物阻塞其间，吞之不下，吐之不出，仲景所谓"咽中如有炙脔"。病由七情郁结，凝聚为涎而成，故仲景用半夏、厚朴、生姜，辛以散结，苦以降逆，茯苓佐半夏以涤痰涎，紫苏芳香以宣通郁气，俾气舒涎去，则病可愈，后人因其能调七情郁气，故又名为七气汤。摘自：刘景辉.半夏厚朴汤加味治愈梅核气［J］.江西中医药，1960（12）：11.

2.程昭寰医案：患者廖明孝，男性，34岁，住星子月县艺华公社，一贯务农。其兄代述：喉头不利，水饮不入，食物难吞，经某医院治疗无效，于1963年8月31日来我院住院治疗。入院后，曾打青、链霉素针，治疗2天无效，乃转中医科。检见：咽喉梗梗有如炙脔之状，吞之不下，吐之不出，但不疼痛，两目羞明而红肿，胸闷腹满，时烦躁惊惕不安，小便色黄且淋漓疼痛，大便二日一行，舌根黄苔不甚厚，质红，诊其脉：寸脉短小，关脉滑大以右手尤显。患者自以为不治之疾，拒不服药，经多方劝慰，始接受治疗。乃拟下方：云苓八钱，川朴六钱，苏叶三钱，半夏六钱，生姜四钱，一剂后，前症俱见好转，进稀粥一碗，再二剂。病去大半，知方对症，依前方加枳壳三钱，海浮石三钱，调理数剂而瘥。按：此症咽喉不痛，知非喉疼，观其脉症，确以梅核气，此乃偶感客邪，胃寒肺壅，因津液凝集成痰，致肺管不利，咽喉者，乃气出入之门户，居至高之位，气与痰相结于喉间，乃见是症。故拟半夏厚朴汤调气散郁化痰为法，取其半夏降逆气而燥其湿，厚朴散结气而温胃寒，茯苓消痰利水，并用生姜通神明，宣至高之肺，更以紫苏之辛香，散其郁气。郁散气调而凝结之痰自消，故收立竿见影之效。《金匮》载此方原治妇人咽中如炙脔，然用于男子亦见显效，可见读古人书宜灵活运用，不可一成不变。摘自：程昭寰.半夏厚朴汤治验一例［J］.江西医药，1964（02）：99.

甘麦大枣汤

【原文】妇人脏躁，喜悲伤欲哭，象如神灵所作，数欠伸，甘麦大枣汤主之。甘草小麦大枣汤方：甘草三两，小麦一升，大枣十枚。上三味，以水六升，煮取三升，温分三服。亦补脾气。

【释义】脏躁虽古今说法不同，但现已基本公认为情志病，多由情志不舒，气郁化火，耗伤阴液，以致心失所养，心神不宁，而有精神失常，无故悲伤欲哭，频作欠伸等象如神灵所作之证。治以甘麦大枣汤补养心脾，宁心安神。方中以小麦养心安神，以甘草、大枣润燥缓急，故对心失所养、精神失常之病有一定疗效。

【临床应用】根据临床上对本方运用的经验总结，甘麦大枣汤是治疗神经、精神疾患的一个重要方剂，对治疗神经衰弱、神经官能症、癔病、更年期综合征、精神分裂症、失眠、更年期综合征、夜游症、遗尿、癫痫等，都取得了显著的疗效，但需注意小麦用量宜大，对某些效果不良的患者，把原方甘草剂量提高到25g到45g，功效更佳，有参考价值。

【案例】

1.吴国栋医案：李某，女，52岁，1975年12月6日初诊。患者因2年前丧夫，悲伤忧郁，神情恍惚，心悸不安。

入冬以来，月事失常，淋沥二月未断，经色不鲜，纳呆，大便干结。诊得舌红苔薄，脉细软。此乃情志抑郁，阴液暗耗，治宜甘麦大枣汤加味。处方：甘草9g，小麦30g，红枣6枚，酸枣仁10g，五味子4g，龙骨15g，牡蛎15g。上药连服3剂后漏止，仍以前方连进数剂，诸症均愈。笔者按：甘麦大枣汤原出于《金匮·妇人杂病篇》，其治妇人脏躁，自不必待言。而吴老用于妇科，尤多发挥。凡闭经、崩漏、带下诸证，关乎七情抑郁，心神不足者，吴老悉多以为基本方，随症加减，从心论治，屡获良效。以本案言，何以用平和之剂，能奏效如此迅速？盖此证缘由丧夫情志抑郁，心阴亏耗而发病。《素问·五藏生成篇》说："诸血者，皆属于心。"又《素问·评热病论》说："胞脉者，属心而络于胞中。"故从心论治，用甘麦大枣汤加味以养心安神，心得养而血脉自调，其治对证，效亦必然。摘自：曹云霖.吴国栋老中医应用经方治疗崩漏的经验［J］.广西中医药，1983（05）：1—2+39.

2.邓铁涛医案：患者男性，42岁，军官。症见自汗，恶风寒，稍一风吹即冷汗大出，心悸乏力，头晕，腰腿酸痛，腹胀，胃纳不佳，尿短黄，大便秘结。病已1年，住部队医院，诊断为植物神经功能紊乱。诊其舌质稍红，苔白，脉弦，两寸弱。治以甘麦大枣汤加味。处方：浮小麦45g，甘草9g，大枣4枚，糯稻根30g，黄芪12g，太子参15g，云苓15g，白芍15g。服上方20剂。再诊时诸症好转，恶风汗出已少，精神、体力渐佳，舌红，有齿印，苔白稍厚，脉两寸弱，关尺稍弦。照上方加白术6g。服7剂后，除迎风仍有少量汗出，睡眠欠佳之外，其他症状均已消失。

再服方15剂而愈。追踪2年半未再复发。按：此证以自汗为主症，汗为心液，心悸、腹胀、纳差等均属心脾两虚，故甘麦大枣汤之麦用浮小麦，取其能敛汗。四君子汤最初不用白术而加白芍，是因其舌红，便秘。用糯稻根与黄芪，意在加强固表敛汗。摘自：邓铁涛.邓铁涛临床经验辑要［M］.北京：中国医药科技出版社，1998：119.

温经汤

【原文】问曰：妇人年五十，所病下利，数十日不止，暮即发热，少腹里急，腹满，手掌烦热，唇口干燥，何也？师曰：此病属带下，何以故？曾经半产，瘀血在少腹不去。何以知之？其证唇口干燥，故知之。当以温经汤主之。温经汤方：吴茱萸三两，当归、芎䓖、芍药各二两，人参、桂枝、阿胶、生姜、牡丹皮（去心）、甘草各二两，半夏半升、麦门冬（去心）一升。上十二味，以水一斗，煮取三升，分温三服。亦主妇人少腹寒，久不受胎，兼取崩中去血，或月水来过多，及至期不来。

【释义】妇人七七已过，天癸当绝，而今下血数十日不止，显非月经之下血，而属崩漏之候。病由下元不足，冲任亏虚，再加曾经半产，瘀血在少腹不去，故病属冲任虚寒挟瘀所致。瘀血内停，故有腹满里急，或伴有少腹刺痛、拒按的症状表现，下血数十日不止，势必导致阴血大虚，故阴虚不能敛阳而生虚热，则薄暮发热，手心烦热尤为明显。由于瘀不去而新不生，阴血不足，阴津不能上濡而口干唇燥。从上述诸证分析，是冲任虚寒为本，瘀血为标，故仲景治以温经汤以温经散寒，养血行瘀。方中吴茱萸、生姜、桂枝以温经散寒，阿胶、当归、川芎、芍药、丹皮以养血行瘀，麦冬、半夏以润燥降逆，甘草、人参以补益中气，从而收到虚得补、瘀得行的标本兼治之效。

【临床应用】本方可用于功能性子宫出血、慢性盆腔炎、习惯性流产、妇女更年期、子宫发育不全、不孕、神经症等病症而见本方证者。

【案例】

1.张谷才医案：黄姓，女，52岁。年过大衍，天癸应去而不去。今年来，经行淋沥不净，少则10天多则20多天，这次经来1月未止。有认为血热而用固经丸；有认为血虚而用胶艾汤；有认为脾虚而用归脾汤。诸药不能止，怀疑肿瘤，经妇科检查，诊断为子宫出血。宜服中药治疗，因来门诊求治。望其面色红润，形体丰满。问其症，经来32天，淋沥不尽，色黯紫，有时夹有血块，腹中隐痛拘急不舒。脉来迟滞不利，舌中有紫斑。病瘀血内阻，欲行不畅，非血热虚寒引起，故用清热、收涩、补虚诸法治疗无效。治当活血化瘀，但年纪将老，气血渐衰，不任攻破。仿《金匮》温经汤法。因为血瘀遇热则行，遇冷则凝，故用温经以行其瘀。处方：吴茱萸5g，桂枝8g，当归、阿胶（水化服）、白芍各10g，桃仁5g，红花5g，党参10g，甘草5g，艾叶5g，嘱服药3剂。说明药后漏血更多，切勿惊怕。因为瘀血必须排泄，瘀尽血自止。药后果然出血比前量多，并有血块，乃瘀血外泄佳象。遂按原方去桃仁、红花，再服3剂。漏下停止，腹痛方解。后用八珍汤调理。下月经来，预服温经汤2剂，3日经尽。以后月经渐少而断，病告痊愈。摘自：张谷才.从《金匮》方来谈瘀血的证治（续完）[J].辽宁中医杂志，1980（08）：13-15.

2.刘渡舟医案：李某某，女，45岁，1993年5月5日初诊。十年前因做人工流产而患痛经。每值经汛，小腹剧痛、发凉，虽服"止痛药片"而不效。经期后延，量少色黯，挟有瘀块。本次月经昨日来潮，伴见口干唇燥，头晕，腰酸腿软，抬举无力，舌质暗，脉沉。证属冲任虚寒，瘀血停滞。治宜温经散寒，祛瘀养血。处方：吴茱萸8g，桂枝10g，生姜10g，当归12g，白芍12g，川芎12g，党参10g，炙甘草10g，丹皮10g，阿胶10g，半夏15g，麦冬30g。服5剂，小腹冷痛大减。原方续服5剂，至下次月经，未发小腹疼痛，从此月经按期而至，俱无不适。按：本证起于冲任虚寒，内有瘀血阻滞。冲为血海，任主胞胎，二经皆起于胞中，与月经关系甚为密切。本案流产之后，冲任空虚，寒邪乘势而入，凝滞气血，使胞络不通，则每于经行之时，胞络欲开不能，而致小腹疼痛。《妇人大全良方》指出："夫妇人月经来腹痛者，由劳伤气血，致令体虚，风冷之气客于胞络，损于冲任之脉。"冲任虚寒，又有瘀血内留，故经期后延，量少、色黯，挟有瘀块。至于口唇干燥一症，乃是瘀血滞久，血不濡，气不煦之象。本证虚实寒热挟杂，所以治疗上非纯用一法之所宜，其虚寒当温补，瘀热当通散。故用张仲景"温经汤"，温经散寒与养血祛瘀并用。方中吴茱萸、桂枝温经散寒，通利血脉；当归、白芍、川芎养血调经，兼化瘀血；丹皮清瘀热，阿胶、麦冬滋阴润燥，皆为瘀血之变局而设；党参、甘草益气生血，以补冲任之虚；妙在半夏、生姜二味，直通阳明，调和胃气，因冲任二脉皆与胃经相通，胃气一调，则冲任二脉瘀开结散。服用本方可使瘀去新生，冲任调和，则痛经诸症自解。本方虽寒热消补并用，但以温养冲任为主，临床常用于冲任虚寒而又瘀血内停之证，如月经不调、痛经、崩漏等，其疗效理想。摘自：邓铁涛.邓铁涛临床经验辑要［M］.北京：中国医药科技出版社，1998：80-82.

3.吴国栋医案：陈某，女，45岁，1969年4月12日初诊。患者崩漏缠绵一载余，汛期提前，经期延长，量多如冲，色紫挟块，近半年来尤甚，屡医罔效，乃来求治。症见面色苍白，头晕体倦，胃纳减少，少腹满按之不痛，舌淡红不鲜，苔薄白，脉细软。此属冲任虚寒，血虚挟瘀。处方：吴茱萸6g，当归4g，川芎4g，白芍4g，红参4g（调冲），丹皮4g，麦冬6g，法夏9g，桂枝4g，炙甘草4g，阿胶9g（烊化），生姜3片。服2剂。药后经血大减，效不更方。越三日血止，余症亦减，遂以归脾丸调理而愈。按：是案患者年近七七，岁在更年，天癸自是衰竭。冲任虚寒，瘀血内阻，故崩漏缠绵不愈，非单纯祛瘀所能治。吴老宗仲景法，投以温经汤温补冲任，养血祛瘀，病证方药契合而取效。观吴老临证，若遇舌质红绛之人，每改人参为北沙参，改生姜为炮姜，减吴茱萸量，倍用麦冬，加冬桑叶15g，权宜应变，而不拘泥于成方。摘自：曹云霖.吴国栋老中医应用经方治疗崩漏的经验［J］.广西中医药，1983（05）：1-2+39.

旋覆花汤

【原文】寸口脉弦而大，弦则为减，大则为芤，减则
为寒，芤则为虚，寒虚相搏，此名曰革，妇人则半产漏
下，旋覆花汤主之。旋覆花汤方：旋覆花三两，葱十四
茎，新绛少许。上三味，以水三升，煮取一升，顿服之。

【释义】寸口脉弦而兼大，但比弦脉较为衰减，比大
脉则又中空如乳。弦而衰减的脉，为寒的现象，大而中空
如芤的脉，为虚的现象，如虚和寒的脉象结合起来，则名
为革脉，在妇女主患小产或漏下证，用旋覆花汤主治。

【临床应用】本方加味治疗妇人半产漏下有显著效
果。若瘀滞兼血虚，可加炒当归身、炒白芍、续断各9g；
若胎伤漏下，加当归身、续断、杜仲、桑寄生各9g，紫苏
梗、炒香附各6g。

【案例】

1.刘渡舟医案：刘某某，女，24岁。素来情怀抑郁不
舒，患右胁胀痛，胸满有年之久，迭经医治，屡用逍遥、
越鞠疏肝解郁之药而不效。近几日胁痛频发，势如针刺而
不移动，以手击其痛处能使疼痛减缓。兼见呕吐痰涎，
而又欲热饮，饮后暂时心胸为之宽许。舌质暗，苔薄白，
脉来细弦。刘老诊为"肝着"之证。投旋覆花汤加味，处
方：旋覆花10g（包煎），茜草12g，青葱管10g，合欢皮

12g，柏子仁10g，丝瓜络20g，当归10g，紫降香10g，红花10g。服药3剂，疼痛不发。按："肝着"为肝失疏泄，气血郁滞，肝络瘀积不通所致。辨识本证当着眼于以下两点：一是"其人常欲蹈其胸上"，二是"但欲饮热"，本案患者胁痛欲以手击其胁间，且热饮后胸胁暂宽，符合"肝着"病之证候特点，故用旋覆花汤加味治疗。原方由旋覆花、新绛、葱白三味组成，功专下气散结，疏肝利肺，活血通络。新绛为茜草所染，药店无售，临床常以茜草或红花代之。本案加绛香以助旋覆花下气散结。加当归、丝瓜络以助茜草活血化瘀通络。加合欢皮、柏子仁既能疏肝郁以理气，又能养肝血以安神。诸药合用，俾使肝升肺降，气机调和，血络通畅，则诸症可解。叶天士所用"通络法"，其基本方即为"旋覆花汤"，临床用于"久病入络"之证，每取良效。摘自：邓铁涛.邓铁涛临床经验辑要［M］.北京：中国医药科技出版社，1998：80-82.

2.吴櫂仙医案：卢某某，男，50岁。主诉：顽固胃痛已18年。西医中医都请教过，西医诊断：慢性胃炎。因身瘦体弱，饮食减少而来求治。一诊：胸胁作痛，喜按，喜热饮，历时18年之久，肝着之候也。处方：旋覆花（布包）30g、茜草6g、火葱十四茎整用（四川葱子较小者名火葱）。初次煎好，分2次服之。二诊：服上方胸痛喜按之证轻减，仍喜热饮，大便曾畅解数次，肾囊微觉冷湿，照前方加味治之。处方：旋覆花（布包）18g、茜草5g、干姜12g、云苓12g、炒枳实（打）6g、火葱七茎整用，服2剂。三诊：服上方仍渴喜热饮，胸痛喜按，较前轻减，腹部仍胀，不思食，肝郁乘脾也。处方：沙参12g、云苓12g、扁豆12g、橘络9g、京半夏12g、砂仁6g、甘草9g，服2剂。

四诊：服上方食量佳，腹痛喜按之证较轻减，冷饮则胁仍痛，肝郁乘脾也。处方：沙参12g、云苓12g、陈皮12g、京半夏12g、砂仁（打）6g、青皮9g、牡蛎9g、台乌9g、甘草6g，服2剂。五诊：服上方左胁之痛已减，胸部仍觉不畅，再拟外台茯苓饮合旋覆花汤。炒枳实（打）6g、沙参12g、云苓12g、陈皮12g、旋覆花9g、茜草3g、生姜9g、火葱七茎，7剂。六诊：昨服上方胸胁之痛已较轻减，微觉胸部恶寒，心阳不宣也。处方：桂枝9g、炒枳实9g、旋覆花（布包）9g、茜草5g、生姜9g、火葱七茎。七诊：胸腹恶寒较前减轻。初服微觉哕逆，痛亦轻减，饮水稍多则微痛，中虚不运膈气不舒也。处方：炒枳实6g、沙参9g、云苓12g、陈皮12g、焦白术9g、京半夏12g、旋覆花（布包）9g、茜草3g、火葱七茎、生姜9g，服2剂。八诊：服上方胸胁胀痛已大减，恶寒已罢，时而腹微鸣，中虚不运，浊湿不化也。处方：炒枳实（打）9g、沙参12g、云苓12g、焦白术12g、广皮9g、白蔻6g、檀香木6g、旋覆花（布包）6g、茜草3g、火葱七茎，服2剂。九诊：服上方胸胁之痛已未再见，腹鸣已轻减，食冷物左胁又觉微痛，再拟栝楼薤白白酒汤加减以通之。炒枳实（打）9g、瓜蒌壳12g、桂枝9g、厚朴18g、旋覆花（布包）6g、茜草3g、火葱7茎、大薤白头5枚。十诊：速服上方2剂，胁痛大减，食量增加，目视力不足，夜对微觉不宁，肝有所损也。山药24g、白敛6g、茯神12g、沙参12g、川芎9g、焦白术9g、豆黄卷12g、神曲9g、桂枝6g、炒枳实3g、生姜9g。十一诊：服上药2剂，胁痛已差，胸部微觉不畅，膈气不舒也。处方：炒枳实（打）9g、沙参12g、云苓12g、陈皮12g、瓜蒌壳12g、川芎9g、蔻壳6g、生姜6g，服2剂。按：主以旋覆花汤、六君子汤、桂姜枳实合旋覆花汤、枳术丸合六君旋覆花汤、栝楼薤白合旋覆花汤、外台茯苓饮合旋覆花汤等方加减。患者初诊时每餐只能食一中碗，轻用旋覆花汤治疗后病况轻减，饭量恢复到每餐能食三中碗。摘自：吴櫂仙.医案二则［J］.中医杂志，1964（06）：29-30.

3.何庆勇医案：患者，男，64岁，2013年6月5日初诊。患者2012年11月因情绪激动出现心前区紧缩样疼痛，在本院查冠脉造影示"左冠状动脉前降支近段狭窄约80%"，服用血塞通、通心络治疗，效果不明显。20天前，患者因劳累后出现心前区疼痛加重，口服速效救心丸后缓解不明显。刻诊：每于活动后（如快走30min）或情绪激动后发作心前区紧缩样疼痛，喜用手捶打心前区方舒服，伴胸闷，每次发作持续3~5min，能自行缓解，偶有心悸，自汗，急躁易怒，下肢发沉，纳可，眠差，多梦，大便偏干，小便调，舌体胖大，舌质黯红，苔黄腻，舌下络脉紫黯，脉弦细。西医诊断：冠状动脉粥样硬化性心脏病，不稳定型心绞痛，心功能2级；中医诊断：心痛，证属肝络凝瘀，阳虚痹阻。治以疏肝活血通络、通阳宣痹。方用旋覆花汤合栝楼薤白半夏汤加减：旋覆花10g，茜草10g，薤白6g，当归10g，桃仁10g，柏子仁10g，泽兰10g，郁金10g，桂枝6g，白芍10g，栝楼10g，清半夏10g。每日1剂，水煎，分早晚2次服。用2剂后，患者诉活动后或情绪激动后无心前区疼痛，诸症若失。按：旋覆花汤方中的葱，笔者临证喜用薤白代替，新绛因药房无备，故用茜草10~15g代替。关于旋覆花汤，清代吴鞠通说："古人验用新绛旋覆花汤，横走络者也；后人多用逍遥散，竖走经者也，故多不见效，况久病必治络乎？"因"肝主血，络亦主血，同类相从，顺其势而利导之，莫如宣络。"故吴鞠通认为，旋覆花汤是治疗肝郁胁痛、脉络瘀阻之良方。叶天士称旋覆花汤为辛润通络法，并用旋覆花汤治疗肝络凝瘀一证，加当归、桃仁、柏子仁。笔者在本案中应用了叶氏的经验。本案患者心前区呈紧缩样疼痛，喜用手捶打心前区方舒服，急躁易怒，舌下络脉紫黯，脉弦细，乃肝络凝瘀之象。故以叶氏旋覆花汤疏肝行气活血通络止痛，另合栝楼薤白半夏汤以通阳散结宣痹。摘自：何庆勇.古方治验举隅［J］.中国中医药信息杂志，2014（06）：109-110.

大黄甘遂汤

【原文】妇人少腹满如敦状，小便微难而不渴，生后者，此为水与血俱结在血室也，大黄甘遂汤主之。大黄甘遂汤方：大黄四两，甘遂二两，阿胶二两，上三味，以水三升，煮取一升，顿服之，其血当下。

【释义】妇人少腹胀满在临床上有虚实之别，更有蓄水与蓄血的不同，如少腹胀满而小便不利、口渴，则为蓄水；若少腹胀满而小便自利，则为蓄血。今少腹胀满如敦状、小便微难、口不渴，而且发病于生产之后，故仲景诊断"此为水与血俱结在血室也。"治以大黄甘遂汤破血逐水。方中大黄能破血结，甘遂能逐水积，两药性较猛峻，故佐以滋阴养血之阿胶，使邪去而不伤正之意。

【临床应用】本方常用于治疗闭经、经水不调、产后尿潴留、产后恶露不尽、产后血栓性静脉炎、癃闭、卵巢囊肿合并腹水、肝硬化腹水、附睾瘀积症、精神分裂症等属于水血内结者。若兼气虚，伴有少腹空坠者，加党参、黄芪；若兼肝郁，症见腹胀、矢气少、脉弦者，酌加香附、大腹皮、郁金、川楝子；小便难者，加猪苓、泽泻、茯苓、车前子等淡渗利水；大便燥结者，酌加大黄；瘀血重者，酌加桃仁、虻虫活血化瘀。

【案例】

1.赵守真医案：谭秋香，女，21岁。子女绕膝，日忙于生计，操劳过度，悒悒于心，以致气血内耗，身体渐羸，月经不行，少腹肿胀，行动则喘促，数月于兹。昨随其叔婶来治，切脉细数而涩，口干不渴，大便燥结，两三日一行，小便短黄，少腹不仅肿胀，有时乍痛，虽闭经已久，尚无块状。按：窃思本病关键，首须明悉经闭与肿胀之先后，如肿胀由闭经而起，则以通经为先；如经闭由肿胀所引起，则以利水为宜。细询之下，其为经闭先而肿胀后，乃属于瘀血郁积，而小便又不利，则不仅血结亦且水结也。况其先有思虑伤脾，忧郁伤肝，肝伤则气滞血瘀，脾伤则运化失常，久则累及于肾，水不宣泄而停蓄其中，故水与血互结而为病。处方：大黄三钱，阿胶三钱，甘遂五分（另冲），桂枝二钱，丹皮二钱，茯苓四钱，桃仁三钱，丹参五钱，土鳖半钱。服后便水甚多，杂有血块。又3剂，水多而血少，腰腹胀减，已不肿，诸症消失。改用归芍异功散调理，无何经行，痛解，又进归脾汤善后，时经一月，遂得康复。摘自：赵守真.治验回忆录［M］.北京：人民卫生出版社，1962：51-52.

2.廖仲颐医案：龚某某，女，28岁。病由经行时，赴塘边洗衣，失足落入水中，月经即止，因而小腹胀满如鼓，剧痛不已，前阴肿，二便不利。此水与血瘀留不去故也。治宜逐水祛瘀，佐以补虚养血。处方：大黄12g、甘遂6g、阿胶6g，3剂。复诊：服上方后，大便下如米泔水，小便下血水，腹胀渐消，但小腹仍痛。此水结已解而瘀未化也。治宜逐瘀。处方：大黄10g、虻虫5g、水蛭10g、桃仁6g，3

剂。三诊：连服上方，药后下瘀血块甚多。嗣后经色逐渐如常，但小腹稍有疼痛，以小建中汤加当归，数剂痊愈。

按：《金匮要略》载："妇人之病，因虚、积冷、结气，为诸经水断绝。"本例患者，因经行之时，失足跌入水中，受寒冷侵袭，血为寒凝，瘀阻冲任，经遂闭止。水湿内侵，蓄而不行，故二便不利，前阴浮肿，水血俱结，故小腹胀满如鼓而剧痛。遵《金匮》大黄甘遂汤。大黄、甘遂逐水破瘀，阿胶补虚养血，驱邪扶正。药后，大便下如米泔水，小便下如血水。说明蓄水已去，但小腹仍痛，血结表解，瘀血未尽也。继用抵挡汤攻逐瘀血，通则不痛，血结解则腹痛自止，瘀净则经来如常。小建中汤加当归，温中补虚，以善其后。变用3方，病告痊愈。运用古方，只要辨证准确，效如桴鼓。摘自：湖南中医药研究所.湖南省老中医医案选第1辑［M］.长沙：湖南科学技术出版社，1980：181-183.

3.黄道富医案：成某，女，40岁，1984年9月14日初诊。因颅底骨裂昏迷不醒而入院，入院第5天出现喧扰不宁，躁妄打骂，动而多怒，虽用大剂量镇静剂亦罔效。观患者面色晦滞，狂乱无知，大便数天未解，小便短涩黄赤，少腹硬满，舌红苔黄，舌下脉络瘀阻，脉弦数。此系血瘀凝滞，下焦通路受阻，火邪上逼心神所致，急需逐瘀泄热。投大黄甘遂汤加栀子，处方：酒大黄15g，制甘遂3g，阿胶（兑服）10g，山栀子10g。服药1剂，泻下黑色秽臭大便1次，狂躁大减，原方减量继用。处方：酒大黄10g，阿胶（兑服）10g，山栀子10g，制甘遂3g。服药2剂，二便通畅，少腹硬满消除，神志恢复正常。按：大黄甘遂汤中大黄逐瘀导滞，甘遂攻水破血，阿胶滋阴生血。合方具有直降下行，斩关夺隘之力。笔者认为，是方不徒治产后水血俱结血室证，凡水血为患，大便不通者，皆可辨证使用。"血不利，则为水"，瘀血阻滞不但是水病癃闭、鼓胀的重要原因，而且也是水病痰饮癫狂的共同病理基础之一，水肿必血瘀，瘀行水易退。摘自：黄道富，肖美珍.大黄甘遂汤的临床应用［J］.吉林中医药，1991（01）：35.

抵当汤

【原文】妇人经水不利下，抵当汤主之。（亦治男子膀胱满急，有瘀血者）。抵当汤方：水蛭三十个（熬），虻虫三十个（熬，去翅足），桃仁二十个（去皮尖），大黄三两（酒浸）。上四味，为末，以水五升，煮取三升，去滓，温服一升。

【释义】妇人经水不利下属瘀热阻滞之实证者当治宜破血逐瘀泄热之法，方用抵当汤，方中水蛭、虻虫为虫类破血药，性多走窜，攻逐瘀血之力最强，桃仁活血润燥，大黄泄热通经。合而用之为破血逐瘀之峻剂。妇人经闭不利，或伴见少腹硬满，小便利，大便硬或黑，其人或发狂或喜忘，形气俱实之重证方可应用。

【临床应用】本方用于治疗子宫肌瘤、子宫内膜异位症、顽固性痛经、急性盆腔炎、急性附件炎、胎盘滞留、急性尿潴留、前列腺肥大、偏头痛、静脉血栓形成或栓塞性静脉炎、精神分裂症等属于瘀血内结较重者。

【案例】

1.张谷才医案：沈姓，女，34岁。伤寒20多天，经中西药治疗，发热渐渐下降，病似有好转。但自前天起，发热又升高，体温39℃，口渴不饮，神志昏糊，烦躁不安，少腹满拒按，大便2~3次/日，色黑便易，小便自利。脉象沉而数，舌苔焦黄而干燥。请西医会诊，确诊为伤寒肠出血。中医为热入血分，血热妄行论治。用犀角地黄汤1剂，药后热未下降，腹满未减，下血依然，狂躁不安，病情加剧。此乃瘀热结于下焦，《伤寒论》谓之蓄血。病极危险，非清热祛瘀，不能去其瘀热。因此拟以抵当汤加减。密切注意大出血而虚脱。处方：生大黄10g（后下），桃仁6g，水蛭5g，犀角0.6g（水磨和服），生地20g，赤芍10g，丹皮6g。服药1剂，大便下黑粪3次，少腹胀满减轻，高热渐降，神志渐清，躁狂已平，瘀热已告衰退，病情暂脱险。按：伤寒肠出血，瘀热内甚者少。但有此证又用此方，不能因其病少而不敢泻其瘀热，反而出血不止高热不退导致死亡，不可不知。摘自：张谷才.从《金匮》方来谈瘀血的证治（续完）[J].辽宁中医杂志，1980（08）：13-15.

2.曹颖甫医案：周姓少女，年约十八九，经事三月未行，面色萎黄，少腹微胀，证似干血劳初起。因嘱其吞服大黄蟅虫丸，每服三钱，日三次，尽月可愈。自是之后，遂不复来，意其差矣。越三月，忽一中年妇女扶一女子来请医，顾视此女，面颊以下几瘦不成人，背驼腹胀，两手自按，呻吟不绝。余怪而问之，病已至此，何不早治？妇泣而告曰：此吾女也，三月之前，曾就诊于先生，先生令服丸药，今腹胀加，四肢日削，背骨突出，经仍不行，故再求诊！余闻而骇然，深悔前药之误。然病已奄奄，尤不能不一尽心力。第察其情状，皮骨仅存，少腹胀硬，重按痛益甚。此瘀积内结，不攻其瘀，病焉能除？又虑其元气已伤，恐不胜攻，思先补之，然补能恋邪，尤为不可。于是决以抵当汤予之，处方：虻虫一钱，水蛭一钱，大黄五钱，桃仁五十粒。明日母女复偕来，知女下黑瘀甚多，胀减痛平。惟脉虚甚，不宜再下，乃以生地、黄芪、当归、潞党参、川芎、白芍、陈皮、茺蔚子活血行气，导其瘀积。一剂之后，遂不复来。后六年，值于途，已生子，年四五岁矣。摘自：曹颖甫.经方实验录［M］.上海：上海科学技术出版社，1979：81-83.

3.魏之琇医案：张意田治角江焦姓人。七月间患壮热舌赤，少腹闷满，小便自利，目赤，发狂，已三十余日。初服解散，继则攻下，俱得微汗，而病终不解。诊之，脉至沉微，重按疾急者，阴不胜其阳，则脉流转疾，并乃狂矣，此随经瘀血，结于少腹也，宜服抵当汤。乃自为制虻虫、水蛭，加桃仁、大黄煎服。服后下血无数。随用熟地一味，捣烂煎汁，时时饮之，以救阴液；候其通畅，用人参、附子、炙草，渐渐服之以固真元。共服熟地2斤余，人参半斤，附子四两，渐得平复。摘自：魏之琇.续名医类案［M］.北京：人民卫生出版社，1957：104-106.

图书在版编目（CIP）数据

金匮要略临证精华 / 喻嵘，苏联军编著 . ——太原：
山西科学技术出版社，2018.10
（中医四大经典与临床实践丛书）
ISBN 978-7-5377-5789-8

Ⅰ.① 金… Ⅱ.① 喻… ②苏… Ⅲ.①《金匮要略方
论》—研究 Ⅳ.① R222.3

中国版本图书馆 CIP 数据核字（2018）第 233770 号

JINKUIYAOLUE LINZHENG JINGHUA

金匮要略临证精华

出 版 人：	赵建伟
编　　著：	喻　嵘　苏联军
责 任 编 辑：	郝志岗
封 面 设 计：	吕雁军

出 版 发 行：山西出版传媒集团·山西科学技术出版社
地　　址：太原市建设南路 21 号
邮　　编：030012
编辑部电话：0351-4922072
发 行 电 话：0351-4922121
经　　销：各地新华书店
印　　刷：山西康全印刷有限公司
网　　址：www.sxkxjscbs.com
微　　信：sxkjcbs
开　　本：890mm × 1240mm　1/32
印　　张：8.75
字　　数：188 千字
版　　次：2018 年 10 月第 1 版　2018 年 10 月太原第 1 次印刷
书　　号：ISBN 978-7-5377-5789-8
定　　价：25.00 元

本社常年法律顾问：王葆柯

如发现印、装质量问题，影响阅读，请与印刷厂联系调换。